薬歴ってどう書くの？
薬剤師のお悩み解決！

ホンモノの薬歴の書き方

岡村祐聡

服薬ケア研究所

Kinpodo

はじめに

　薬歴は私のライフワークと言ってもよいものです。これまでコミュニケーション関係と、服薬指導、そしてPOS、SOAPの本を出してきました。今回、講演のテーマとして最も希望が多い薬歴をメインテーマとする本書を世に問うことができたことを、心よりうれしく思います。もちろん薬歴を語るには、服薬指導を語らなければなりませんし、POSの考え方も語らなければなりません。したがって、その部分はこれまでに出してきた書籍とテーマが重なってしまうことは事実です。ただ、「薬歴をどうしよう？」、「どうしたら薬歴がうまく書けるようになるのだろう」と答えを求めている皆さんに対し、薬歴という切り口ですべてをトータルに説明することができるわかりやすいテキストが、どうしても必要に思えました。なぜなら、これまで私が書いてきた、POSやSOAP、そして服薬指導やコミュニケーションを別々に解説する本では、その内容をどうやって「薬歴」という具体的なテーマに結びつけて活せばよいのかが、わかりにくかったようなのです。それに対する現時点での一つの答えが、本書となります。また、「クラスタリング」について詳しく書かれたテキストは、私の本も含めて見当たりませんでしたので、それを提供したいというのも、本書に取り組んだ理由の一つです。ともにある程度はお応えできたのではないかなと考える次第です。

本文の中でも何度も触れておりますが、現在、薬剤師の記録にまつわる様々な事柄が、混沌としております。そもそも「薬歴とは何なのか」という根本的なところから薬剤師間で共有できていないように感じますし、ほとんどの薬局がSOAPで薬歴を書いているにもかかわらず、SOAP、あるいはその大元の考え方であるPOSについて、理解されていないと感じるのです。その結果、一番大切な「POSを取り入れることによる利点」を感じることができず、現場の薬剤師の皆さんが苦労しているように思えるのです。この誤解は何としても解消したいなと強く強く願っております。本来POSは取り入れることにより、効率よく医療の質を向上させることができ、薬歴はアッという間に書けるようになるはずのモノなのです。この本をきっかけに、正しいPOSが薬剤師の世界に少しでも広がってくれることを心より願っております。

　最後に、なかなか原稿が出来上がらない私に根気よく付き合ってくださった、編集部の西堀智子氏に心より御礼申し上げます。彼女の存在がなければ、この本は日の目を見ることがなかったことでしょう。

令和２年６月

岡村祐聡

目 次

part.3 薬歴が信じられないくらい
　　　　速く書けるようになるために ▶55

part.4 実践薬歴添削
～様々な事例における薬歴記載例～ ▶109

※本書では処方内容の箇所以外、薬品名は、一般名と商品名が混在しておりますが、基本的に薬剤師がよく用いるほうを記しております。商標登録マークにつきましても処方内容以外では付記しておりません。

part.1

薬歴を取り巻く現状

 { **1. 薬歴は悩みの種？** }

たくさんある薬歴の悩み

　薬歴に関して、皆さんはどのように考えていますか？　書かなければいけないもの？　確かにそうですね。薬歴は必ず書かなければいけないものです。書くのが大変？　確かに忙しい薬局では大変かもしれません。でも書かなければいけないものですから、書くしかありません。私が仕事柄、全国の薬局を訪問して薬局薬剤師の皆さんにお話を伺うと、薬歴についての悩みは相当大きなものがあるようです。

薬歴残業は当たり前？

　忙しい薬局では、よく「何時に帰れるかわからない」と言われます。なぜかというと、溜まった薬歴を書き終わらないと帰れないからなのです。これを私は「薬歴残業」と呼んでいます。皆さんの薬局では薬歴残業はありますか？　それともほとんどないですか？　これも薬局によって様々のようですね。

　ただ、時々「先週の薬歴がまだ溜まっている」なんて恐ろしい話を聞くこともありますので、残業してでも今日の薬歴は今日のうちに済ませてしまおうという姿勢は、まだよいと言えるのかもしれません。患者さんは容体の変化により、すぐ翌日また来局されるかもしれません。直近でどのような服薬指導をしたのかわからない状態では指導はできませんので、「先週の薬歴」は言語道断と

しても、せめてその日のうちにすべて書き終わりたいものです。

薬歴の悩みを解消したい

この本は、そのような薬歴の悩みで、日々悶々としている皆さんにとって、きっと喜んでいただけるものとなるはずです。なぜなら、これから述べる基本的な考え方をしっかりと身に付けて取り組めば、薬歴はアッという間に書き終わるようになるからです。

ただし、現状だって、別に怠けているわけではないはずです。一生懸命やっているのにどうしても薬歴残業になってしまうということは、それを解決するためには、根本的な発想の転換が必要であるということを、まずご理解ください。同じ発想の延長線上で、「どこかをちょっと直せばうまくいく」あるいは、「何かうまいやり方はないものか」というレベルではないということです。これはあらかじめ声を大にして申し上げておきたいと思います。

発想を変えてみませんか？

私はこれまで、たくさんの薬局の皆さんの薬歴の悩みに応えてきましたが、この最初の発想の転換がうまくいかない薬局は、劇的な効果は得られていないようにお見受けします。逆に、発想の転換がしっかりできたところは、信じられないくらい薬歴の悩みが解消し、「仕事の後にエステの予約が入れられるようになった」とか、「英会話に通えるようになった」などの、嬉しい声をたくさんいただいています。次はこの本を手に取ってくださったあなたの番です。ぜひ本書をきっかけとして、薬歴の悩みを解消していただきたいと思います。

{ 2. 薬歴は宝物 }

薬歴は宝物とはどういうことか

　さて、発想の転換と言われてもどうすればよいかわからないかもしれません。そこで、まず大前提として薬歴をどのように捉えているのか、というところから話を始めていきましょう。

　私はいつも「薬歴は宝物である」と申し上げています。皆さん、薬歴を「宝物」だと思っていますか？　まずスタートはここからですね。薬歴に対して「嫌なもの」、「面倒くさいもの」、「お金を貰うために仕方なくやっているもの」という意識を持っている限り、薬歴残業から解放されることはないと思います。**まずは「薬歴というのは、私たち薬剤師にとって、そして何より患者さんにとって、なくてはならない存在なのだ」と認めるところから始めましょう**。当然のことですが、渋々、「しょうがないな。宝物ということにしておいてやるよ」ではダメですよ。心の底から「あぁ、薬歴があってよかった」と大切な宝物を慈しんでいただきたいと思います。

　さて、それではどのようなところが宝物なんでしょうか。それを考えてみましょう。

▶ 患者さんの薬物治療の歴史が詰まっている

　まず真っ先に言えることは、患者さんの薬物治療の歴史が詰まっているということです。

　人には、健康で病院になんてお世話になったことがないという人もいれば、いつも病気とともに人生を歩んでいる人もいます。そういう様々な患者さんの薬物治療の歴史が、薬歴にはみっちり詰まっています。これはまさに宝物だと私は思います。

　なぜなら、後に述べる薬識（→p.45）は、患者さんの人生の中における薬との関わりによって熟成されていくものだからです。あまり薬を飲んだことがない人にとって、薬識はまだ固まっていないため、周りの人間からの影響で大きく揺らぐことがあります。長年薬を飲み続けている人の場合、もしその人にとって薬を飲むことが「嫌なこと」であるならば、その薬識が薬や治療全般に対する消極的な行動のもとになっているかもしれません。そんな場合、もしかするとアドヒアランスもあまりよくないかもしれません。逆に「この薬のおかげで私は命を保っていられる」と思っているなら、しっかりと薬を飲んでいる可能性が高いと思います。このように、患者さんの服薬行動は薬識によって大きく変化します。その薬識は、患者さんの人生の中における薬との関わりの中で育まれてくるものですから、「これまで薬とどのように関わってきたのか」がわかれば、それは服薬指導においてまたとないヒントをくれるはずです。まさにかけがえのない宝物と言えるのではないでしょうか。

▶ 患者さんの人生そのものが詰まっている

　それだけではありません。私は薬歴には患者さんの人生そのものが詰まっていると思うのです。もちろん、薬との関わりだけが患者さんの人生すべてを表しているなどと無謀なことを申し上げる気はありません。ただ、滅多に医者にかかったことがない人にとって、「病院へ行く」というのは、人生の一大事なのではないでしょうか。そんな患者さんの気持ちを汲み取るためには、来局時の何気ない言葉や会話の中から感じ取ることができる、患者さんの医療に対する思いが薬歴に記載されていれば、大いに参考になると思います。また、長年病気と付き合っている人であれば、「この薬を飲んでこんなことがあった」とか、「この薬は副作用が出てダメだった」とか、そういう薬物治療に関連する様々な出来事は、患者さんの人生の中で大きな位置を占めているのではないかと想像するのです。だとすると、そんな患者さんの人生の一側面が薬歴に記載されていれば、やはり私たちはたくさんのヒントが得られると思うのです。

　患者さんとの信頼関係を形づくっていくためには、まず私たちのことを親しく思っていただく必要があります。そのきっかけとなるような話題をこまめに薬歴に記録しておくと、薬歴は信頼関係づくりのための情報の宝庫となってきます。

　例えば、お孫さんがいらっしゃる方の場合、性別、お名前、年齢などを記録しておけば、「お孫さん、今年高校生ですよね？」などと話題を振ることで、きっと話は弾むに違いありません。また、ちょうどお誕生日の日に来局された患者さんに、ごくごく簡単なプレゼントを差し上げたなら、きっと喜んでくださるのではないでしょうか？　そのために日頃から、100円ショップで小さなリボンやお花を買っておくなど、ほんの少しの準備をしておくことで、患者さんとの間にとっても素敵な関係を築くことができると思うのです。

　もう一つ私がお勧めなのは、ペットを飼っている患者さんの場合、名前、その種類、年齢などをお聞きして、それを薬歴に記載しておくことです。そして、時々「○○（ペットの名前）ちゃん、お元気ですか？」と話しかけてみてください。きっと話が弾むと思います。このような類のことは、薬歴に書いておかないと、お聞きしたすべてのペットの名前を覚えるのは、まず無理だと思います。これも「薬歴は宝物」の一側面だと私は考えています。

薬歴活用法
· · · · · · ·

▶ 宝の持ち腐れ

　さて、いろいろと「なぜ薬歴が宝物なのか」について語ってきましたが、一つ大きな特徴があることにお気付きでしょうか？　それは、「記録した内容を活用することで宝物になる」ということです。よく考えれば当たり前のことなのですが、薬歴を書くだけではダメなのです。もちろん、書いていなければ話は始まりませんので、まずは記録することが大切なのは言うまでもありません。し

かし、書いてあることを活用して初めて宝物としての本領を発揮するのです。つまり、書き溜めているだけでは、それは宝の持ち腐れであるということです。

▶ 活用しやすい薬歴が良い薬歴

そこが理解できれば、どんな薬歴が良い薬歴なのか、答えはもうおわかりですよね？　そう。後で読みやすい薬歴、後からその情報が活用しやすい薬歴が良い薬歴ということになります。ですので、ただ詳しく書いてあればよいということにはならないのです。また、あまりに記述量が多いものは良い薬歴とは言えません。「できる限り簡潔でかつその患者さんのことがよくわかる薬歴」が良い薬歴ということになります。これを絶対に忘れてはいけません。

▶ どうすればそんな薬歴が書けるのか

どうすればそんな夢のような薬歴が書けるのでしょうか？　「できる限り簡潔でかつその患者さんのことがよくわかる」って、矛盾していると思いませんか？　そんなことができるのでしょうか？　できるんです！　それを皆さんにお伝えすることが、この本を書こうと志した目的なのです。この本を最後まで読んでくださった方はきっと、薬歴残業から解放され、患者さんからの信頼も増し、かかりつけ薬剤師として指名してくださる患者さんも増え、充実した薬剤師人生を送っている……はずです（もちろん、そうなるためには、いくつかの条件が揃う必要があります。それもこの本でしっかりとお伝えしますので、ぜひ、施設全体でしっかりと取り組んでいただきたいと思います）。

{ 3. 良い薬歴は良い服薬指導から }

薬歴だけ何とかしようとしても意味がない

さて、私の勉強会には、薬歴の悩みを抱えた全国の薬剤師が、たくさんいらしてくださいます。それは大変嬉しいことではあるのですが、一つとても気がかりなことがあります。それは、皆さん「薬歴はどうしたらうまく書けるよう

7

になりますか？」と、まるで薬歴だけが悩みのようなのです。しかし、**薬歴の****ことだけを考えていたのでは、良い薬歴は絶対に書けるようになりません**。ここもぜひ発想の転換をしていただきたいところなのです。

　薬歴とは薬剤師の医療記録であり、あなたが患者さんに提供した医療の内容を記録するものです。つまり、「あなたの服薬指導の記録」とも言えるわけです。「何を当たり前のことを」なんて言わないでくださいね。ここが重要なのです。服薬指導の記録であるということは、どんなに薬歴の書き方を勉強したとしても、肝心の記録すべき内容がよいものでなければ、よい記録には絶対にならないということなのです。ですから、**薬歴の悩みを解決するためには、実は****自分自身の服薬指導そのものを改善する必要があるのです**。薬歴の書き方だけを「どうすればよいですか？」と何とかしようとしても、それは無理というものなのです。

服薬指導を改善するとはどういうことか

　それでは、服薬指導を改善するとはどういうことでしょうか。勉強会に来てくださった方にこれをお話しすると、「もっと勉強しなければ」とか「勉強不足でスミマセン」などと言われます。ところがここでいう「勉強」とは、ほとんどの方は薬学的な知識のことを言っているようです。しかし実はこれも違うのです。もちろん薬剤師ですから、その根源である薬学的な知識は絶対必要です。自分自身に「勉強が足りない」という自覚があるならば、ぜひ積極的に勉強してください。そこを否定するつもりはありませんし、現に私も「本物の薬剤師になろう！」を合言葉に、薬学的知識の勉強会も頻繁に行っています。それでは何が違うのでしょうか？

　良い服薬指導ができるようになるためには、どのような視点で、そしてどのような目的で、患者さんに指導を行うのか、目の前の患者さんに対して、なぜその指導が必要だと判断したのか、それらの **「薬剤師の医療」に対する考え方**

がしっかりしていなければなりません。つまり、良い服薬指導をするためには、薬剤師の医療とは何なのか、何をすることが薬剤師にとっての医療行為なのか、そしてどのような判断で今日はその指導をしたのかなどが明確にわかっている必要があるのです。その結果、良い服薬指導を行うことができれば、良い薬歴が書けるようになります。

本当に患者さんを見ているか

▶ 薬ばかり見ていてはダメ！

　あなたは、患者さんのことを本当に見ていますか？　患者さんではなくて薬ばかり見てはいないでしょうか？　薬ばかり見ているから、「薬学的知識がないから良い服薬指導ができないのだ」と思い込んでいませんか？

▶ 対物から対人へ

　今、薬剤師の医療は「対物から対人へ」と言われています。いや、私が薬剤師になりたての若い頃にも、「これからは対人業務が大事だ」と言われていたような気がします。私が薬剤師として社会に出てから30年以上たつのに、まだ「対物から対人へ」と声高に叫ばなければいけないということは、いまだに意識が「薬」というモノから離れられない薬剤師が多いということなのかもしれません。

　私たちは医療者です。医療の対象は「患者さん」であり「人」なのです。決して「薬」というモノではありません。私たちが「薬剤師として患者さんを見る」ことができるようにならなければ、決してよい医療はできないと思うのです。

▶ 同じ薬が何年も続く患者さん……

　薬歴に関する講演などで全国各地に出かけると、どこへ行っても、いつになっても、必ず質問されることがあります。それは「同じ薬を何年、何十年も飲んでいて、アドヒアランスもよいし、副作用も特にない患者さんに対しては、特に指導することがないのだが、どのような薬歴を書けばよいのか？」という質

問です。これは必ず聞かれますね。しかしこの質問が出るということは、その薬剤師が患者さんを見ていない証拠なのです。薬だけ見ているので、そういう質問が出るのです。

　そもそも、同じ薬を10年飲んでいるとして、10年前の患者さんと今目の前にいる患者さんは、全く同じ状態ですか？　少なくとも10歳年をとっているはずですよね？　加齢による影響は本当に何もないのでしょうか？　日常生活での変化はないのでしょうか？　大切なご家族が亡くなったというような大きな出来事が、その患者さんの10年間の生活史の中に、本当に何もなかったのでしょうか？　あなたは本当にその患者さんの薬物治療の経過を、すべて知り尽くしているのですか？　その患者さんについて知らないことは何一つないのでしょうか？

　そんなことはないと思います。それらの様々な出来事を丁寧にお聞きしながら、治療への影響、薬の効き目への影響、副作用の可能性などを丁寧に拾い上げるのが、「薬剤師が患者さんを見る」ということだと、私は思うのです。

良い薬歴を目指して

　さあ、ここまで読んでくださったあなたは、もうだいぶ薬歴に対する意識が変わってきているはずです。薬歴に対する意識が少しでも変わってきたなら、一度自分自身の「薬歴とはこんなものだ」という認識を白紙に戻し、本当にまっさらな気持ちでこの本を読んでみてほしいと思います。そしてもう一歩踏み込んで、「薬剤師の仕事とはこういうものだ」という先入観も捨て、一緒に私たちの仕事はどんなものなんだろうと考え直してみてほしいと思います。

▢ { 4. 服薬ケアの考え方 }

さて、part.2からの本論に入る前に、この本の中心を貫く「服薬ケア」という考え方について、簡単に紹介しておきたいと思います。

服薬ケアとは

「服薬ケア」とは私が提唱している医療理論で、薬剤師の立場から、もしくは薬物治療を中心とした立場から、医療全体のあるべき姿を示したものです。その大きな特徴は、真の意味で患者さん中心の医療を探求することであり、患者さんの気持ちを第一に考え、医療者の都合で患者さんを振り回すことを戒める考え方です。

もう一つの特徴として、先に述べた医療のあるべき姿や医療者としての心構え、そして倫理観などを大切にしつつ、専門性の裏打ちとなる知識、技術の習得を大きな柱に据え、具体的な内容からその勉強法まで、実践に直結する力をつけることを重視している点が挙げられます。私の尊敬する故・日野原重明先生は、このような医療における科学的な側面と人間的な側面を「サイエンスとアート」と表現されていました。服薬ケアにおいては、この「サイエンスとアート」を両輪として、ともに高いレベルで両立させることを目指しているのです。

さらにこの両輪を踏まえて、「アウトカムの重視」という姿勢も打ち出しています。つまり患者さんへの関与により、なんらかの結果を出すことを求めているのです。もう少し具体的に述べるならば、薬剤師が服薬指導を行った結果、その患者さんに行動変容が起き、服薬行動がより適切に行われたり、生活習慣を改善したりするところまで責任を持つということを求めているのです。「私はちゃんと指導しました。でも、患者さんが言うことを聞かないのです」という言い訳は通用しないということです。このアウトカム重視の姿勢も服薬ケアの大きな特徴と言えるでしょう。

服薬ケアとPOS

　服薬ケアにおいて、医療の基本的な姿勢としてPOS（Problem Oriented System）を取り入れています。POSはProblem Oriented Systemであるとともに、Patient Oriented Systemであると言われていますが、この精神は服薬ケアにおける患者さん第一主義とピッタリ一致します。POSの考え方とその姿勢はとても大切ですので、本書においてもしっかりと述べていくつもりです。

　ただ薬剤師の現状を見るにつけ、残念ながらこのPOSが正しく理解されないままに、SOAPという形式だけが広がっているように感じています。そしてその結果として、薬歴が「面倒なもの、大変なもの」という捉え方になっているならば、本来のPOSの素晴らしさは全く活かされていないと言わざるを得ません。POSの考え方が身に付けば、本来なら薬歴は速く書けるようになるはずなのですが、現状はどうも「SOAPで書くのは面倒である。大変である」と逆に捉えている薬剤師が多いように思えるのです。本書を機縁として、ぜひ正しいPOSの考え方を理解し、「POS的思考回路」を身に付け、質の高い薬歴をサッと書き上げられる力をつけていただきたいと思います。

服薬ケアと薬歴

　服薬ケアにおいては、POSの考え方を重視するとともに、その記録をとても重視しています。服薬ケアにおける基本的な考え方として、「薬歴を書くことそのものが医療行為の一部である」と考えているからです。これがまさに、本書を著すにあたっての大きな柱となっています。したがって本書においても、随所に服薬ケアの基本的な考え方が散りばめられています。本書を通して服薬ケアの考え方も一緒に感じていただければ、大変嬉しく思います。

part.2

薬歴とは何か？

　それでは薬歴とは一体何なのか、その根本的なところから、考えていきましょう。

　{ 1. 記録としての意味 }

記録はとても重要なもの

▶ **あなたは「記録がとても重要なものである」と認識していますか？**

　記録というのはとても重要なものです。ただ、この記録の重要性について、残念ながら多くの薬剤師の皆さんは、しっかりと認識していないように思われるのです。

　現在の6年制薬学部の教育において、どの程度記録の重要性が教えられているのかはわかりませんが、自分自身の記憶をたどってみる限り、学生時代も、そして薬局に入局して以降も、はっきりと意識される形で「記録はとても重要なものですよ」と教わったことはないように思います。特に、私が初めて薬局に入局した頃は、まだ薬歴をつけていませんでした。その後、調剤報酬改定のたびに少しずつ薬歴の記載が義務化されてきました。きっとほとんどの薬剤師は、調剤報酬の中で薬歴記載に関する条件が増えるたびに、「やらなければいけないことが増えてきた」と感じていたと思います。したがって想像するに、当時のほとんどの薬剤師たちにとって、薬歴の重要性が徐々に認識されてきたという感覚はなく、点数を取るためにやらなければいけないことがだんだん増えてきたという印象だったのではないでしょうか。その延長線上に現在があるの

ではないかと考えます。

▶ プロの仕事は記録される

　私たちはプロです。私はこの「プロ」という言葉に触れると、身が引き締まる思いがします。そして自分自身が薬剤師になりたての頃から、正真正銘のプロになりたいと強く願ってきたことを思い出します。プロを目指すという気持ちは善しとして、実際にプロの仕事をなしえているかどうかは、どうやって証明すればよいのでしょうか。

　その一つが、実は記録なのです。記録をしっかりと残すことで、その仕事を本当になしたということと、その仕事の質がプロに値するかどうかを証明することができるのです。プロの仕事は記録される。まずこの認識をしっかり持つことが出発点だと思います。

▶ 記録には教育的価値もある

　記録の重要性を語るためにもう一つ忘れてはいけない側面があります。それは、プロの記録には教育的な価値があるということです。どの世界であっても、その道を目指すものにとって、トッププロは憧れの存在であり、少しでも近づきたい存在だと思います。スポーツなど外から見える技術であれば、ビデオなどで学ぶことができますが、私たちの携わる医療のように、頭の中にその真髄が隠されている分野においては、医療記録（医師におけるカルテなど）を見て、どのように判断したのか、どの情報に着目したのかを学ぶのが、一番教育的価値が高いと言えます。

　もちろん薬剤師にとっては、その前提となる薬学的知識がものすごく大事であることは言うまでもありません。しかしどんなに知識があったとしても、目の前の患者さんから得られる情報から、その意味するところを読み取る力がなければ、せっかく覚えた知識を活かすことができません。この判断力こそ医療の真髄ではないでしょうか。この判断を記録しておけば、先輩の記録がそのま

ま生きた教科書になるはずです。

記録の正当性

記録の重要性をいくつかの側面で述べてみました。それではここで、その記録が記録としてしっかりとしたものであるかどうか、その正当性について考えてみましょう。

▶ 正当な記録とは

記録の正当性として真っ先に挙げなければいけないのは、

① やったことは書く。

② やっていないことは書かない。

③ 改ざんしない。

の３点であると思います。この３点については、どなたもきっと異論はないと思います。

私はこれにもう一つ

④ 誰が読んでもわかる記録である。

を加えたいと思います。

▶「やったこと」、「やっていないこと」とは？

後に詳しく述べます（→p.29）が、医療記録の場合は、実際に行った行為だけでなく、その判断と判断根拠をきちんと記録する必要があります。つまり「何を考えたのか」、「なぜそう考えたのか」、そしてその根拠となる事実です。それも含めて「やったこと（考えたことも含む）」と捉える必要があります。これは後に大変重要な論点となりますので、よく覚えておいてください。

現状の薬歴は記録の正当性を満たしているのか

　さてそれでは、現状の薬歴がこの「記録の正当性」を本当に満たしているのかを考えてみましょう。ただし、薬歴の現状は施設ごとにも大きく異なりますし、私が全国のすべての薬局の薬歴を確認したわけでもありませんので、あくまで私がこれまで経験してきた「現状」にすぎません。その点はあらかじめ了解いただきたいと思います。

▶「やったこと」をきちんと記録しているか
　まず「やったこと」をきちんと記録しているでしょうか。

　よく見かけるものに「〇〇の用法、用量、副作用などについて説明」というような記述がありますが、これは「指導した旨」しか書いてありません。「やったことの内容」が書かれていないため、これでは記録として不十分です。簡潔でよいので、具体的に何を話したのか、その内容を記録する必要があります。

　他には、問い合わせや一度帰った患者さんからの連絡で処方薬の不足などが見つかった際、薬歴の処方薬欄は正しく直された後のものしか記載されていません。調剤録も修正された後の最終版しか載っていないと思います。そんな場合、夕方薬歴に書くときには、問い合わせしたという事実や、患者さんが一度帰った後、連絡がきた事実などが省略されている薬歴を見かけることがあります。これも記録としては大いに不備であると言わざるを得ません。後日記録を参照したときに、「最初、薬が間違っていた」ということが記録に残っていないことになってしまいます。そして、こういうことこそ患者さんの記憶にはしっかり残っているので、それが記録されていないというのは、後々、あらぬトラブルの原因になる危険性があります。

　このように、残念ながら「やったことをきちんと記録する」という最初の条件は満たされていないこともあるのではないでしょうか。

　さてそれでは、「やっていないことを書かない」はどうでしょうか。きちんと満たされているでしょうか。もしかすると多くの保険薬局において、こちらのほうが満たされていないケースが多いのかもしれません。

　調剤主体の薬局の多くで、患者さんが立て込む忙しい時間帯はとにかく薬を出してしまって、夕方まとめて薬歴を書いているのではないかと思います。私は「記録は服薬指導が終わった直後に書くべきである。記録を書き終わるまでがその人へのケアである」とずっと以前から主張していますが、なかなかそう簡単にこの手順を直すことはできないようです。

　夕方まとめて薬歴を書く場合、要点はメモしてあるとは思いますが、何十人と応対した患者さんの中にどうしても詳細を思い出せない患者さんはいませんか？　いえ、いないなんて言わせませんよ。絶対にいるはずです。私も現場にいたときにたくさん経験しました。そのような場合、どうやって薬歴を書いているでしょうか？　きっと残されたメモと処方薬を見ながら、一番もっともらしい当たり障りのないことを薬歴に書いていると思います。どんなにもっともらしく書いたとしても、それは記録ではないですよね？　考えて書いたことは作文です。決して記録ではありません。メモがあれば、ある程度は当たっているかもしれませんが、「きっとこういう話をしたに違いない」とあやふやな記憶で書くものは、もはや記録とは言えないのです。やはりそれは作文です。作文は記録ではないということを、ぜひ肝に銘じていただきたいと思います。

　以前ある講演でこの話をしたところ、ある薬剤師さんから「いや、メモが残っていれば、そのことは絶対話しているので、ほぼ正しい記録になっているはずだ」という反論をいただきました。それはそうだと思います。でも、たとえ一部でも記憶が曖昧な状態で書いたものは、その99％が正しかったとしても、それは正当な記録とは言えません。1％でもあやふやな部分があったのならば、記録としての信頼性はゼロです。記録とはそういうものです。

残念ながら現在の薬歴は、この点においても記録としての正当性を満たしていないことがあるように思われます。

▶「あらかじめ用意された文章を選ぶだけ」は記録ではない

　さて、薬歴が記録としての正当性を満たしていないと思われる例は、まだあります。これは今や主流になりつつある電子薬歴を使っている薬局で、残念ながら現在増えているケースだと思います。

　電子薬歴の多くは省力化のために、よく使う言い回しなどをあらかじめ登録しておいて、そのような場面に遭遇したら、その登録した文章を選べばよいようになっています。これは手書きではなくパソコンを用いる大きな利点の一つですから、省力化は大いに進めるべきだと私も考えます。ところが現在の電子薬歴は、単なる省力化ではなくて、処方薬を入力するとその薬に関連する文章があらかじめ豊富に用意されていて、そのどれかを選ぶだけで、見栄えのよい薬歴が完成するようになっているんですね。

　でもこれ、よく考えたら、記録ではありませんよね。目の前の患者さんに起きている出来事を拾い上げて、必要な指導をするのが日々の服薬指導ですが、なぜ、今目の前の患者さんに起きている出来事が、あらかじめパソコンに登録されているのでしょう？　そんなバカなことはないと思います。これは作文よりもっとひどいと私は考えます。なぜなら、「似ている」記述を探して選ぶだけになってしまうため、もはやその患者さんの記録ではなくなってしまっているからです。

　ソフトメーカーに話を聞くと、「あくまで似たような例を示しているにすぎないので、症状や副作用など使える部分だけ流用していただいて、その他の部分は必要に応じて薬剤師の先生方が書き直してください」というのが公式見解のようですが、現実にはほぼ「選ぶだけ」で薬歴を書き終わっているのが実情のようです。

これでは、薬歴の善し悪しを論じる以前の問題となってしまいます。今後、保険薬局は淘汰の時代を迎えると言われています。**淘汰される薬局と生き残る薬局の違いがどこに現れるかというと、私は薬歴だと考えています**。現状良い薬歴が書けている薬局、あるいは、現状はまだ成長の途上であったとしても、良い薬歴を目指している薬局は生き残る側に入れると思いますが、何の問題意識もなく、「楽に書ければそれでいいや」と考えている薬局は、残念ながら淘汰される側に回ることになるでしょう。厳しい言い方になりますが、薬歴とはそれくらい重要なものであるということを忘れないでいただきたいと思います。

▶ 改ざんしない

　次の正当性を示す条件である「改ざんしない」に関しては、電子薬歴になってから、大方満たされているように感じられます。なぜかというと、今の薬歴ソフトは、後から書き直そうとすると、前の文章が消されてしまうのではなく、取り消し線を引いて新しい文章を書き足す仕様になっているものがほとんどだからです。その際に書き直した日時や誰が書き直したのかも一緒に記録されるため、電子薬歴を使っている限り、後から改ざんすることは、ほとんどできないといってよいでしょう。これは大丈夫そうですね。

▶ 誰が読んでもわかる記録である

　最後の条件は「誰が読んでもわかる記録である」かどうかです。そう言われて真っ先に思い浮かぶのは、略語の使用についてでしょう。略語は、できるだけ使わないようにしましょう。抗生物質の略語のように、誰もが知っていて、医療界全体で共通しているものについては使っても構わないと思いますが、自分で勝手に略した言葉は、原則使ってはいけません。電子薬歴を使っている方は、こういうときこそパソコンの利点である登録機能を使って、よく使う長い言葉は事前に登録しておきましょう。パソコンの日本語変換機能に登録しておけば、日本語変換されるにあたって優先的によく使う言葉が出てくるようになりますので、使えば使うほど便利になってくるはずです。ぜひコツコツ登録してください。なお、以前監督官庁に問い合わせたところ、薬局内であらかじめ

決まっている略語については、それぞれの略語が何を意味するのかの一覧表を
すぐに見えるところに整備しておけば、略語を用いてもよいという回答をもら
いました。この考え方も略語の使用に関する一つの目安にはなるのではないか
と思います。

　このとき、「誰が読んでも」というところを、自分たち薬剤師だけと考えてい
たのではいけないと思います。医師、看護師などともに働く医療チームの面々
は当たり前として、患者さんやそのご家族まで含めて「誰が読んでも」わかる
必要があります。仲間内だけで通用する言葉ではなく、本当に誰が読んでもわ
かる言葉で書くように気を付けましょう。

　以前、ある薬局の社長さんで「薬剤師であれば当然することは、時間の無駄
だから書かなくてよい」と言っている人がいましたが、それは間違いです。記
録というのは、プロの仕事の質を担保するものですから、「当たり前のことを当
たり前のようにきちんと行っている」ということを記録しておかなければ、記
録としての意味がなくなってしまいます。

薬歴を薬剤師の医療記録であると定める

　薬歴は私たち薬剤師の重要な記録です。ところが、薬歴は薬剤師に関連する
医療法規の中には一切登場しません。なぜなら、薬剤師の法定記録は調剤録だ
からです。調剤録も現在確かに記録されてはおりますが、事実上保険点数の算
定明細のような扱いになっており、実際の薬剤師の医療の中身である、患者さ
んとのやり取りを記録するようなものとはなっておりません。

　そして現実には医薬分業の歴史の中で、薬歴が薬剤師の医療記録として発展
してきました。やがては法律を整備して、薬歴を薬剤師の医療記録として明記
してほしいと願っておりますが、当面は薬剤師自らが「薬歴が自分たちの医療
記録である」と定め、その内容の充実を図っていくことが大切なのではないか

と考えています。私たち自身がプロとしての自覚を持ち、記録の重要性をしっかりと認識し、自分たちの仕事の質を証明するものとして薬歴を位置づけることが、結果的に医療の質そのものを向上させ、これからやってくる薬局淘汰の時代を生き抜く鍵になると私は信じています。

 ## { 2. 薬歴は薬剤師の医療記録である }

　前節においては、記録の重要性と記録の意味、そして記録としての正当性について考えてみました。ここではもう少し深く、「医療記録である」とはどういうことなのか、そのあたりを考えてみましょう。

医療記録であるということ

▶ 何が書いてあれば医療記録と言えるのか

　薬歴が薬剤師の医療記録であるということを論じるためには、そもそも、何が書いてあれば医療記録と言えるのかを考えなければなりません。医療記録というからには、そこに記録されているのは、薬剤師の医療行為ということになりますね。だとすると、薬剤師の医療行為とは何かというところから話を始めないといけません。

▶ 薬物治療の専門家としての薬剤師

　私は、「薬剤師は薬物治療の専門家である」といつも申し上げています。「薬の専門家」という言い方をしても、決してそれが間違いというわけではないのですが、私はもっと広く「薬物治療全体を統括する専門家」でありたいと考えているからです。

　さらに言うならば、現在「対物から対人へ」と言われてはおりますが、薬剤師の医療において、「処方せん通りに調剤する」ことを主と考えるのか、薬を渡したうえで「薬物治療が安全かつ効果的に行われるかどうかに責任を持つ」と

いうところを主と考えるのか、その違いも大きく関わってくると思います。当然私は後者の立場にありますし、「対物から対人へ」というのは、後者へのシフトを求めているものだと考えます。

▶ 薬を渡してそれでおしまいではない

つまり、薬を渡して一通りの説明をすればそれでおしまいではないということですね。ここを勘違いしてしまうと、前にも述べた「薬歴に書くことがない」という悩みにつながります。自分たちの主たる仕事は何なのか、医療者としての薬剤師の最も大切な仕事は何なのか、そこをしっかりと見極めないといけないということなのです。これが「薬歴の質がその薬局の医療の質を表している」と私が考える所以の一つなのです。「薬を渡すまでが自分たちの仕事である」と考えている薬剤師（薬局）にとって、その後、患者さんに何か異変が起きても、それは自分の責任ではないということになります。もちろん、薬剤師なら当然わかることを見逃してしまったというような大きな過失がない限り、患者さんに副作用が起きてしまったことが、担当した薬剤師の責任とは言えないでしょうし、処方した医師が悪いわけでもないと思います。ただ、自分の患者さんに何かが起きたとき、真っ先に「私はやるべきことはやりました」、「お薬をお渡しするときに、注意事項は説明しました」と、責任逃れをするようでは、プロとしての責務を果たしたと言えないのではないでしょうか。

▶ 自分がいないところでの服薬行動に責任を持つ

服薬ケアでは、「患者さんと対面しているときだけでなく、自分がいないところで、患者さんの服薬行動に責任を持てる薬剤師になる」ことを目指しています。責任を持つといってもイメージが湧かないかもしれませんが、自分がいなくても患者さんがお薬をちゃんと飲めるように、患者さんの服薬行動に対して影響力を与えることができるかどうかが、薬剤師に与えられた大きな使命であると捉えることが大事だと考えているのです。これは主に保険薬局の薬剤師に当てはまることかもしれませんが、病院薬剤師であっても、薬剤師の医療という意味での基本は全く同じだと考えます。患者さんの心に働きかけ、患者さん

自身の服薬行動に影響を与えることが、薬剤師の医療行為の一部であるということなのです。

　私はいつも、「薬剤師の心のこもった言葉は、患者さんがお家に帰ってから仕事をする」と言っています。今、目の前のことだけでなく、目の前の患者さんと次に会えるまでの期間、しっかりと薬を飲んでくれるのか。そこまで「何とかしよう！」と思ってほしいのです。もちろん、それがそんなに簡単なことではないことは百も承知です。でも「説明しておしまい」ではなく、「自分がいないところでもきちんと薬を飲んでもらいたい」という気持ちで、今この瞬間患者さんの前に立つということが大事なのだと私は考えます。

薬剤師の医療行為とは何なのか

　さて、いろいろ述べてきましたが、結局薬剤師の医療行為とは何なのでしょうか。改めてまとめてみましょう。

▶ 薬を交付すること

　ここでいう交付とは、医師から処方された薬を間違いなく患者さんにお渡しすることです。薬物治療は薬がなければできませんので、まずは交付すること自体が大切な医療行為だと考えます。

▶ 薬物治療の安全性を確認するために、問診情報をお聞きすること

　初回あるいは久しぶりの来局の場合、ほとんどの薬局で既往歴やアレルギー情報など、これから薬物治療を安全に行っていくうえで基礎となる情報をお聞きしているはずです。これも大切な医療行為だと私は考えます。

　病院では「問診票」と呼ばれることが多いと思いますが、薬局ではもしかすると「アンケート」と呼んでいるところが多いかもしれません。私はこの呼び方は好ましくないと考えています。なぜなら、「アンケート」と言われてしまうと、患者さんの立場からすると「書いても書かなくてもどちらでもよいもの」

という捉え方をされてしまう恐れがあるからです。実際、患者さんがちょっと
でも嫌なそぶりを見せると、「あ、じゃあ結構です」とすぐに問診票に記入して
いただくことを諦めてしまう薬局が多いように感じます。でもこれは絶対に間
違っています。問診情報は、薬剤師がこれから医療を行うにあたって、その患
者さんの基礎となる情報であり、絶対に必要なものです。「問診情報は絶対に必
要なものですので、必ずお知らせください」というスタンスで、その重要性を
患者さんにご理解いただきましょう。

▶ 処方鑑査

　これは薬学的な観点からして、とても重要な薬剤師の医療行為と言えるでしょ
う。医師の処方内容と、問診情報や患者さんからお伺いした情報から、薬学的
にその処方が妥当であるかどうか鑑査をします。それぞれの薬に特有な注意点
や、肝機能、腎機能との関係、そして併用薬との相互作用など、様々な観点か
ら処方内容、処方量が適切かどうかを見極める必要があります。ある意味薬剤
師の医療行為の原点と言えるかもしれません。ここがしっかりできない薬剤師
は、もはや薬剤師として一人前の仕事をしていないと言っても過言ではないで
しょう。

　ところが現実はどうでしょう。薬剤師の仕事の原点ともいうべきことなのに、
「自信がない」という薬剤師にたくさん会いますね。もともと薬学はかなり広大
なものです。そのうえ、新しい機序の新薬がどんどん生まれてきて、すぐに自
分の知識は古いものになってしまいます。だからこそ、日々是勉強だと私は考
えています。服薬ケアでも薬学的基礎知識の充実は大変重視しており、添付文
書やインタビューフォームの読み方や、文献の読み方などの勉強会を頻繁に開
催しています。

　服薬ケアで特に意識していることは、いかに効率よく本質を理解して、学ん
だことを応用力のある智慧として昇華していくか、そのための勉強方法を身に
付けることです。薬剤師は女性が多い職種です。既婚の女性薬剤師の多くは、

出産、子育てに日々の主婦業と、大変忙しい毎日を送っています。そんな彼女たちには、ゆっくりと勉強している時間はないのです。そんな時間のない薬剤師たちに必要な勉強方法を、服薬ケアの勉強会では教えています。効率よく、「ここを押さえれば大丈夫」というところをマスターしていただきたいと思っています。

▶ 初回服薬指導

　服薬ケアでは、初めて処方された場合に、そのお薬に関する必要な指導を一通りすることを「初回服薬指導」と呼んでいます。初来局の場合は当然ですが、新しい薬が加わった場合でも初回服薬指導は必要です。これもとても大切な医療行為にあたると考えます。

　この**初回服薬指導は、2回目以降の指導と根本的に違うもの**であると私は考えています。初回は処方されている薬全般に対して、必要な注意事項など、必ずしなければならない指導がたくさんあります。しかし、まだお薬を飲む前ですので、「飲んでみてどうだったか」というモニタリングの部分がありません。患者さんから質問されたときや、問診情報から処方薬が適切かどうか考えなければならないときなど特別な場合を除き、処方薬にひも付きの情報をもとに指導をすることが多いと思います。つまり、患者さんの現状から一定のプロブレムを抽出し、アセスメントするという基本的な服薬指導の組み立てとは別の流れになるはずです。したがって、通常の服薬指導とは別の医療行為と捉えたほうがよいと考えています。

▶ 前回から今日までの服薬状況、体調変化などをモニタリングすること

　薬を渡すのが2回目以降であれば、前回から今日までの服薬状況、体調の変化、効果は出ているのか、副作用などが出ていないか、またその間に他の病院にかかったり、OTC薬を購入したりして他の薬を飲んでいないか、など、確認すべきことがたくさんあります。患者さんの体調の変化や副作用の有無とともに、実際にはまだ副作用が現れていないとしても、他剤併用による相互作用

などの可能性があるかどうかも考えなければなりません。このあたりが現在薬剤師の仕事として、最も意識されているところなのではないでしょうか。当然「対人業務」として重要であることは言うまでもありません。

　しかし、現状はどうでしょう。これらの項目は、薬歴に記載すべき項目として定められてありますが、どうも「書かなければいけないこと」という認識で患者さんに質問している薬剤師が多いような気がします。もちろん書かなければいけないことであるのは間違いないのですが、目的は「薬歴に書くため」ではないはずです。薬物治療の専門家として、薬物治療が安全で効果的に進むために情報を集め、それを確認することが目的のはずです。目の前の「やらなければいけないこと」に翻弄されるのではなく、医療者としてのしっかりとした責任感を持って、患者さんの命を守るために関与してほしいと思います。それでこそ胸を張って「医療行為である」と言えるのだと思います。

▶ 現状の治療意欲、服薬意欲、薬識など患者さんの現状を把握すること
　ここまで述べてきたことは当然として、服薬ケアでは患者さんの気持ちや認識、そして治療に向かう意欲など、患者さんの心の中の様子を把握することを大変重視しています。なぜなら、患者さんの服薬行動の基である、治療意欲、服薬意欲、病識、薬識などは、患者さんの心の中にある認識と、感情によって左右されるからです。「対物から対人へ」の「対人」の部分は、患者さんの意欲、認識、感情へ着目することだと言っても過言ではありません。ここをしっかりと見極め、患者さんの心が今どういう状態なのか、どうしたがっているのかを、しっかりと把握することが良い服薬指導につながります。このあたりをいかに正確に把握するかが薬剤師の実力であり、薬剤師の医療行為としての質の違いがここに出ると考えます。

▶ 目の前の患者さんに今どのような指導が必要なのかを的確に判断し、そして実施すること
　患者さんの現状が把握できたら、今度はその患者さんに対して専門家として

の関与が必要かどうかを判断し、実施します。実際にどのような指導をしたの
かも重要ではあるのですが、私は**この判断こそが医療行為として最も重要で
ある**と考えます。この関与が必要かどうかの判断は、後に詳しく述べるPOS
（Problem Oriented System）ではA（アセスメント）として扱われます。つ
まり、対人を中心とする医療においては、きちんとアセスメントをしているか
どうかが、しっかりと医療行為を行ったかどうかを決定づけるのです。私は講
演などで、「**薬歴にAが書かれていないのは、医療行為を行っていないと自ら宣
言するようなものだ**」と述べることがあります。なかなか厳しい言い方ではあ
りますが、その通りだと思います。毎回会うたびにしっかりと患者さんの現状
を把握し、それに対して専門家の関与が必要かどうかを、的確に判断していた
だきたいと思います。

▶ 治療の妨げになるような悩みや不安などがないかどうかを丁寧に確認す
　ること

　人は、その行動をとりたいと思う動機と、その行動をとりたくないと思う抵
抗感（多くは不安や恐怖などの感情に起因する）のバランスによって、その行
動を起こすかどうかが決まります。つまり、治療を進める意志があり、実際に
服薬意欲があったとしても、なんらかの抵抗感が強ければ、実際には服薬行動
へは至らないのです（図1）。

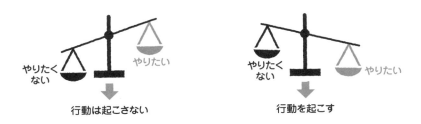

図1　人は動機と抵抗感のバランスで、行動を起こすかどうかが決まる

そこで薬剤師としては、治療の妨げになるような悩みや不安などがないかどうかを丁寧に患者さんから聞き出し、どんなに些細なことであったとしても、抵抗感のもとになるような感情が見受けられたら、フォローをする必要があるのです。

　これは純粋に薬学的観点からアセスメントする事柄とは、多少違う観点が必要です。患者さんの気持ち、意欲、「わかっちゃいるけどやめられない」というような状態、あるいは「治療の必要性は十分理解できているのに、実際の行動が伴わない」などという、心の状態に対する適切なアプローチが必要となります。

　このように、患者さんの心に寄り添い、認識や気持ちを丁寧に聞いて現状を把握する努力を日々していると、「全く問題がない」、「指導すべきことなど何もない」という患者さんは、一人もいないことに気が付きます。皆さん、薬や薬物治療に対して、あるいは病気そのものに対して、時に医師に対して、様々な不安や不満を抱えています。私自身の経験でもそう感じますし、現在服薬ケアを学び、実践している多くの薬剤師に話を聞いても、皆そう言います。だとするならば、前述の「同じ薬を何年も飲んでいて、特に問題のない患者さんには指導することがない」というのは、薬しか見ていない薬剤師、つまり「対物業務」しか行っていない薬剤師の意見なのではないかと思います。もっと人間としての患者さんを見て、人間の心が持つ複雑さを丁寧に解きほぐす努力が必要なのではないでしょうか。

　私はいつも、「プロブレムは患者さんの人生の中にある」と言っています。患者さんの人生が少しでもよいものになること（QOL ＝ Quality of lifeの向上）が医療の目的ですから、薬剤師が関わることによって少しでも患者さんの人生を明るいものにすることが、私たちの目標であると思います。患者さんの人生にとって価値のある医療者になりたいですね。

▶ 以上のすべての目的を達成するために必要な行為

　いろいろなパターンでの、薬剤師の医療行為の実際を述べてきました。ここには書ききれなかったことであっても、それらの目的を達成するために必要な行為は、すべて医療行為であると言ってよいと思います。

　もしかすると、「現状そこまでやっていないよ」とか、「え、そこまでやらなければいけないんですか？」という読者もいるかもしれません。ただ、「目指す方向はこちらです」という意味では、絶対に間違いはないと考えています。現状そこまで考えていなかった読者の皆さんも、ぜひこの本をきっかけに、自分たちの医療行為とは何か、何をすることが私たち薬剤師に求められているのかについて、考えてみてほしいと思います。そして考えるだけでなく、一歩踏み出していただきたいと思うのです。当然これからの薬局淘汰の時代を生き抜くためには、様子見をしていたのではダメです。着実に前を向いて一歩踏み出していく必要があります。そして「薬歴が悩みである」、「薬歴残業を何とか解消したい」という目的でこの本を手に取ってくださった読者の皆さんこそ、薬歴の改善のためには、薬剤師の医療についてしっかりと考えることが必須ですので、ぜひこれを機会に自分たちが今やるべきことは何なのかを考えてみてください。

薬歴に記録すべきこと

　ここまで、医療記録として記載すべき薬剤師の医療行為について述べてきました。それを踏まえて、改めて薬歴に記載すべきことを整理してみましょう。どれも欠けてはいけないものなので、そういう意味では優劣はありませんが、薬剤師の医療を考えるという意味での重要性が高い順に述べてみます。

▶ 薬剤師の判断

　まず最初に取り上げたいのが、薬剤師としての判断です。これを必ず書いてください。何度も述べてきましたが、薬剤師として、医療者として、目の前の患

者さんにいかに関与すべきなのか、その判断は最も大切な医療行為ですので、その判断を必ず記録しましょう。そしてこれはPOSでは アセスメント（A） にあたります。したがって、アセスメントがしっかりと書けていなければならないと思ってください。

　ただし、現状の延長線上でただ「アセスメントを書かなければいけないのか」と思っても、きっと何も書けません。これまでも多くの薬剤師が「アセスメントが難しい」、「アセスメントに書くことがない」と悩んできました。「薬剤師の医療とは何か」という、これまでとは全く別次元の発想で自分たちの医療を見直すことをしなければ、何も変わらないと思います。つまり冒頭で申し上げた「発想の転換」ですね。後に述べる「アセスメントを育てる」思考法（→ p.80）を身に付けましょう。

▶ 判断の根拠となる事実

　アセスメントを明記する場合、判断した根拠となる事実を必ず明記してください。そうでなければ、確かな根拠なく思いつきでやったことになってしまいます。言い換えれば自分のアセスメントが正しいという証拠が必要であるということです。このアセスメントの根拠となる事実とは、POSにおいては O情報 となります。つまりO情報が明記されていなければいけないということになります。ただしくれぐれも間違えないでほしいのは、ただ単にO情報が書いてあればよいのではないということです。アセスメントに関連するO情報でなければなりません。アセスメントの根拠となるO情報 を明記してください。

　なお、多くの場合、O情報は患者さんのほうから話してくださることはありません。薬剤師の側がアセスメントを明確に頭の中に描きながら、質問して答えをいただくものです。したがって、的確なO情報を得るためには、アセスメントをしっかりと考える力とともに、質問力も必要となります。

▶ 指導内容

　そして絶対に必要なのが、具体的にどんな指導を行ったのか、その指導内容です。この指導内容はPOSでは**プラン（P）**にあたります。既に触れたように、「○○を指導した」という指導した旨の記載ではいけません。必ず指導した内容を具体的に記録しましょう。

▶ 患者さんはどのように言っているのか

　そして薬剤師が着目した点について、患者さんはどのように言っているのか、これも必ず記録しましょう。いわゆる「主訴」ですね。POSにおける**S情報**の部分です。これは多くの場合、薬剤師がその着目点に着目したきっかけとなります。

　このSの存在は、「対人業務」に意識を向ける大きなヒントとなるはずです。薬しか見ていない薬剤師は、患者さんの言葉をあまり聞くことができていません。そして患者さんの気持ちや認識に意識が向いていません。したがって、Sを意識することが「患者さんの人生の中にプロブレムを見つける」きっかけになるはずです。そういう意味でもS情報は重要です。

▶ 何に着目したのか

　さて、薬歴に記録すべきこととして、薬剤師として患者さんの現状を把握し、どんな関与が必要なのか、その判断と判断根拠を明確にすべきであると述べてきました。そしてその結果具体的にどんな指導をしたのか、その内容を記録し、その事柄に対して患者さんはなんと言っているのかを記録することが必要であると述べてきました。ここまで話が進んでくれば、もう一つ必ず欲しいものがありますよね。そうです。いったい何に着目したのか、その着目点を明記しておかないと読むほうは何の話だかわかりません。これがPOSにおける**プロブレム**です。やはりプロブレムは絶対に書くべきです。

　さらに言うならば、プロブレムが毎回明記されているならば、前回は何、そ

の前は何、と目次のようにリストアップしてあると便利ですよね。これが**プロブレムリスト**です。プロブレムリストは絶対にあったほうが読むときに便利です。ぜひプロブレムリストを備えてほしいと思います。

▶ 結局、SOAP？

　もうお気付きですよね。順番は異なりましたが、結局「書かなければいけないこと」を薬剤師の医療という観点でまとめてみると、SOAPになりました。そしてそのSOAPにプロブレムネームを明記し、できればプロブレムリストがあったほうがよいということになりました。これ、そっくりそのままPOSの考え方なのです。結局、質の高い服薬指導を組み立て、サッと薬歴を書き終わり、薬歴残業からおさらばするための王道は、POSを身に付けることなのです。

　ただ、これはある意味当たり前のことなんです。もともとPOSは、医師が診療をこの考え方に則ってやっていけば、効率よく質の高い医療を提供できるという方法論なのです。そのため、必要なことはすべて網羅してあり、いらないものはそぎ落としてあります。

　残念ながら薬剤師の世界では、このPOSの概念が正しく広まることなく、形式的なSOAPだけが広まってしまいました。そのために、日本全国の薬剤師が薬歴の記載に長年苦労してきたのであるならば、それは大変残念なことです。なぜなら、効率的に行うために考案された考え方が間違って広まってしまったため、かえって非効率になってしまったのですから……。

本質をしっかりつかもう

　ここまで薬歴が医療記録であるということ、そして医療記録の質を語るのならば、そもそも薬剤師の医療とは何なのかという観点が必要であるということを踏まえて、薬歴に何を書けばよいのかを論じてきました。

　この後、だんだん具体的な話に入っていきますが、その前にぜひひと言申し

上げておきたいことがあります。それは「本質をしっかりつかもう」ということです。

　例えば、薬局の社長さんの中に、時々「患者は丁寧な服薬指導なんて望んでいない。1秒でも速く帰ることを望んでいる。さっさと薬を渡して帰ってもらうことが、最大のサービスだ」と断言する方がいます。本当にそうでしょうか？本当にそれが社会の中で薬局が存在する意義なのでしょうか。私にはそうは思えないのです。もちろん今まさに具合が悪くて、「1秒でも速く帰りたい」という人はいるでしょう。そういう人にはそれなりの配慮が必要なのは言うまでもありません。しかし私の経験からすると、ほとんどの患者さんは丁寧な対応をしたほうが喜ばれるように思います。結局、医療の本質をおろそかにしてきた結果、そのような考えに至ったのではないかと思うのです。つまりそういう社長さんは、「うちの薬局ではまともな医療は行っていません」と宣言しているようなものなのです。残念ながら薬局淘汰の波が襲ってきたとき、「この薬局がなくなっては困る」と思ってくれる患者さんはほとんどいないのではないでしょうか。

　いろいろと論じながら、現状に対する認識を述べてきました。薬剤師は元来真面目な人が多く、勉強熱心な方がたくさんいる一方、残念ながら薬歴というものに対しても、そしてSOAPに対しても、本質的ではない議論が大変多いように思えるのです。特にSOAPを単なる「薬歴の書き方の決まり」、「S、O、A、Pに分けて書けばよい」と誤解している薬剤師がとても多いことが残念でなりません。こんな便利な考え方をせっかく導入したのにもかかわらず、誤解がもとでうまく活用できていないというのは、本当にもったいないことではないでしょうか。ぜひ薬剤師の皆さんに、もっと根本的なところをしっかりと理解していただいて、質の高い仕事をしっかりしていただきたいなと思っています。本書がそのための一助になれば、大変嬉しく思います。

3. 良い薬歴、悪い薬歴

さてそれでは、どんな薬歴が良い薬歴で、どんな薬歴が悪い薬歴なのでしょうか。まずよく見かける悪い薬歴から紹介していきましょう。

悪い薬歴はどんな薬歴か？

▶ 情報量が少なすぎて患者さんのことが何もわからない

最近は少し減ってきたかなという印象があるのですが、真っ先に指摘したいのは、とにかく書いてあることが少ない薬歴です（例1）。このような内容では、情報量が少なすぎて、患者さんのことが全くわかりません。これでは記録とは呼べないと言わざるを得ません。

（例1）
S：ちゃんと飲んでいます
O：処方Do
A：継続服用
P：そのまま続けてお飲みください

このタイプの薬歴には2つのパターンがあるようです。

一つは、実際は患者さんとそれなりにお話ししているのに、ほとんどが雑談で、記録すべき会話が一切ない場合ですね。そんな場合は、患者さんと話した内容と、薬歴は全く異なりますので、結果的に薬歴は作文ということになります。もう一つは、そもそも「今日も同じお薬が出ています」くらいしか話していない場合です。これも、そもそも患者さんと話していないので、結局薬歴は作文となります。

ただ、このようなケースは、20年くらい前には日本中で見かけましたが、最

近はだいぶ減ってきていると思われます。なぜなら、これでは現在の調剤報酬算定要件を満たさないため、個別指導で指導を受けると思われるからです。薬歴に記載しなければいけない項目はたくさん決められています（表1）が、それが全く記載されていません。

表1　厚生労働省のHPより、薬歴への記載項目

（記載事項）

ア 患者の基礎情報（氏名、生年月日、性別、被保険者証の記号番号、住所、必要に応じて緊急連絡先）

イ 処方及び調剤内容（処方した保険医療機関名、処方医氏名、処方日、処方内容、調剤日、処方内容に関する照会の内容等）

※ウからキまでの事項については、処方せん受付後、薬を取りそろえる前に、保険薬剤師が患者等に確認すること。

ウ 患者の体質（アレルギー歴、副作用歴等を含む）、薬学的管理に必要な患者の生活像及び後発医薬品の使用に関する患者の意向

エ 疾患に関する情報（既往歴、合併症及び他科受診において加療中の疾患に関するものを含む）

オ 併用薬（要指導医薬品、一般用医薬品、医薬部外品及び健康食品を含む）等の状況及び服用薬と相互作用が認められる飲食物の摂取状況

カ 服薬状況（残薬の状況を含む）

キ 患者の服薬中の体調の変化（副作用が疑われる症状など）及び患者又はその家族等からの相談事項の要点

ク 服薬指導の要点

ケ 手帳活用の有無（手帳を活用しなかった場合はその理由と患者への指導の有無）

コ 今後の継続的な薬学的管理及び指導の留意点

サ 指導した保険薬剤師の氏名

したがって、薬歴としては不備にあたりますし、記録としての価値はほとんどないと言ってよいでしょう。

　さらにこの場合、そもそも服薬指導をまともにしていませんので、薬剤の交付以外の医療行為はほとんど行っていないのではないでしょうか。

　薬歴の質はそのまま薬局における医療の質に直結します。残念ながら、もし今でもこのような薬歴を書いている薬局があったならば、薬を渡すこと以外に世の中に価値を生んでいませんので、淘汰される側に回ることは間違いないでしょう。これからやってくる薬局淘汰の時代に、生き残ることは難しいと言わざるを得ません。実際にはこのような薬局はもうどこにもないことを心より望みます。

▶ 書いてあることが多すぎてとてもじゃないが読む気になれない
　私の印象では、最近はこちらのパターンのほうが多いような気がします。それは、とにかくたくさん書いてあるのですが、あまりに書いてあることが多すぎて、とてもじゃないが読む気になれない薬歴です。
　このパターンは、薬局全体で結構頑張っているところが多いように思います。ただ既に述べたように、あまりに量が多すぎると、それは次の服薬指導に活かせないので、結局はあまり価値を生まないことになります。皆さんの努力が実を結んでいないのはとても残念です。

　このパターンに陥る薬局は、「今日はどんな指導をすべきか」という判断をしていないのだと思います。したがって、患者さんが言う通りに話に付き合うことになります。その結果、一見情報はたくさんあるように見えるのですが、あまり役に立たないということになってしまいます。本来は世間話の中にも、その患者さんの日常生活の様子がわかる重要な情報がたくさんあるはずなのですが、いかんせん書いている量が多いため、忙しい薬局では読んでいる時間がありません。残念ながら書いてあっても活かせないということになります。

　私としては大変残念なのですが、「いかに見た目が立派な薬歴に見えるか」ということに真剣に取り組んでいる薬局があります。実際にどんな服薬指導が行われたのかとは関係なく、薬局内のルールとして、何を書くのかが決まっていることもあります。また、既に述べたように、薬歴ソフトにあらかじめ準備された文章を選ぶだけの薬局も、ここに入るでしょう。結局それは「医療記録」ではありませんので、良い薬歴とは言えません。

　何度も繰り返しますが、薬歴は薬剤師の医療記録です。何を行ったかに関係なく何を書くかだけに一生懸命になっても、それは全く意味がありません。何を書くのか、どう書けばよいのかではなく、服薬指導の質を高める努力をまずすべきでしょう。

良い薬歴とはどのような薬歴か？

▶ そのとき、どのようなやり取りがあったのかがよくわかる

　それでは良い薬歴とはどんな薬歴でしょうか。ひと言で言えば、そのときどのようなやり取りがあったのかがよくわかる薬歴は良い薬歴です。ただ、既に述べたように、なんでも書いてあればよいというわけではありません。できるだけ少ない分量で、その日の患者さんとのやり取りがよくわかる薬歴を目指す必要があります。

　どのようなやり取りがあったのかがよくわかるのに、できるだけ分量が少ないというのは、一見矛盾しているように思えませんか？　でもコツがあるのです。そのコツさえつかめば、誰にでもできます。

　それは「今日はこの患者さんにこのテーマについて指導しよう」と、できるだけ早いうちに決めることなのです。そして患者さんとの会話そのものをうまくコントロールして、それ以外の話題にあまり広がりすぎないようにするのです。さらに言うならば、多少会話が広がってしまっても、今日のテーマと関係

のない雑談は、薬歴には書かないことです。この情報の取捨選択がしっかりできるようになると、できるだけ少ない分量で、患者さんとのやり取りがよくわかる薬歴を書けるようになります。

　さらに言うならば、1回の服薬指導で、いくつもテーマを取り上げないことです。ただしこれは初回服薬指導には当てはまりません。初回は必要な指導は処方薬によって決まってしまいますので、必要な指導はすべてしてください。また病棟業務の場合は、長期入院の患者さんには当てはまりますが、入院日数が少ない患者さんの場合は、当てはまらないでしょう。次回の巡回のときにもう退院してしまっていない患者さんは、そのときに必要な指導をすべてするしかありません。

　慢性疾患で通院する外来患者に対しては、2回目以降の来局時には、テーマを決めてできれば1日1つのテーマだけに話題を絞ることをお勧めします。ここで時たま勘違いされることがあるのですが、「いろいろな点について服薬指導をしたのに、薬歴には一つしか書いてはいけないのですか？」という質問を受けることがあります。それは違います。既に述べたように、服薬指導の記録が薬歴ですから、話したことは雑談でない限り、すべて書いてください。話したのに書かないのではなく、話題にする事柄を絞るのです。ここを勘違いしないでください。

▶ 患者さんがどのような人なのか、人となりがわかる
　もう一つ大切な観点があります。それは、薬歴を読めば、その患者さんがどのような人なのか、人となりがわかる薬歴が良い薬歴という観点です。真面目な人なのか、几帳面な人なのか、どちらかというとズボラな人なのか、細かいことを気にしない人なのか、その人の人となりがわかる情報は簡潔に記載しましょう。

　なぜかというと、服薬ケアの基本姿勢を守り、しっかりと患者さんに関心を

寄せてケアをしていれば、その患者さんがどのような人なのか自ずと伝わって
くるはずだからです。それが伝わってこないということは、基本姿勢が保てて
いないということを意味します。そのような服薬指導の態度では、自分がいな
い日常生活での服薬行動に影響力を与えることは期待できません。それに対し
て、読むだけで人となりがわかるような記録は、服薬指導そのものが非常に質
高く行われているということを意味します。だからこそ大変質の高い記録であ
ると言えるのです。そして実際に薬歴の質の向上を目指していく過程では、こ
の「質の高い服薬指導が行えること」がとても重要ですので、この観点は絶対
に忘れないでください。

▶ 必要な事柄が漏れなく、しかも簡潔に書かれている薬歴

　薬歴に記載が必要な事柄は既に述べました。それらの必要な事柄が漏れなく書
かれている薬歴が良い薬歴です。ただ、漏れなく書かれているというだけでな
く、簡潔に書かれているということも良い薬歴の条件に加えたいと思います。
そしてこの「必要なことだけに着目する」ために必要な思考方法が、次のpart
で述べるSOAPなのです。そう、SOAPは思考方法なのです。薬歴をSOAPに
分けて書けばそれでよいのではないのです。SOAPで考えることができるよう
になること、これを目指していただきたいと思います。

▶ 誰にでも開示できる薬歴

　さて、良い薬歴について述べてきましたが、良い薬歴の条件として最後にぜ
ひ触れておきたいのが、記録の開示の問題です。記録を書くにあたって、その
文章を患者さん本人や家族にそのまま読んでいただいて大丈夫な文章、大丈夫
な表現で書くように注意しましょう。なぜかというと、医師のカルテは既に開
示が法律で定められております。薬歴は法定文書ではありませんが、実質的に
薬剤師の医療記録ですから、公的にはカルテに準じた扱いをされると考えるべ
きでしょう。一度記録に書いてしまうと、後から表現を直すこと（これは改ざ
んにあたります）はできませんから、書くときにそのような配慮をきちんとす
ることが大切です。

具体的には「困った人だ」とか「迷惑な患者だ」などいう表現は絶対にいけません。経過記録の中にそのような表現がなくても「この患者さんうるさいので要注意」というようなことが、頭書きに書いてある薬局がたまにあるのですが、それもいけません。また、患者さんは事実とは違うことを言うことがあります。後日それがわかったとき「前回の話は嘘だった」という表現もいけません。そのような場合は「前回は言いにくかったようだが、今回本当のことをお話しくださった」と記しましょう。とにかく、そのまま患者さん本人や家族に見せることができないような表現は一切使わないことです。「神経質なので注意」ではなくて「大変よく気が付く細やかな方なので丁寧に対応してください」と書くようにしましょう。

良い薬歴を書くためにはどうしたらよいか

　良い薬歴と悪い薬歴について述べてきました。結局作文ではなくありのままの記録を残すという意識をしっかり持ったうえで、服薬指導の質を高めることが、良い薬歴を書くために必須であるということはご理解いただけたのではないでしょうか。

　本書の冒頭で「意識改革が必要です」と述べました。「薬歴とはこんなものだ」という、これまでの思い込みを一旦横において、その重要性をしっかり理解してください。まず最初にそれが必要です。

　そしてそこがクリアできたら、次は思考訓練が必要です。なぜなら、良い服薬指導を手際よくコンパクトに行うためには、気付く力、指導すべき事柄に着目する力、判断力、質問力などをフル回転しなければなりません。最初は大変だと思うかもしれませんが、コツをつかめばそれほど大変なことではありません。ぜひこの本を手に取ってくださったすべての皆さまに、そのコツをモノにしていただきたいと思います。

{ 4. 服薬指導を考える }

良い服薬指導を目指すには３つの要素がある

　繰り返しますが、良い薬歴のためには良い服薬指導が必須です。したがって、服薬指導とはどんなものなのかについても触れないわけにはいかないでしょう。

　良い服薬指導をするために必要なことは、次の３つです（表２）。

表2　良い服薬指導に必要な要素

1	患者さんとのコミュニケーションがうまくできること
2	医療者としての着目点、判断力、思考力を備えていること
3	ベースとなる知識がしっかりとしていること

　1のコミュニケーションについては、2018年に出版した『患者応対技術と服薬ケアコミュニケーション』（診断と治療社）に詳しく述べてありますので、ぜひそちらをご参照ください。また、3の知識の習得については、著者が会頭を務める「服薬ケア研究会」（http://www.fukuyaku.net/）（令和２年度に、一般社団法人「服薬ケア医療学会」と改組予定）にて、様々な勉強会を開催しております。そこで本書では、2の医療者としての着目の仕方や、判断力、思考力、その思考方法などを重点的に論じてみたいと思います。

はずした服薬指導が横行している

▶ あなたは大丈夫？　はずした服薬指導

　私は、患者さんの気持ちをつかんでいない服薬指導を「はずした服薬指導」と呼んでいます。はずした服薬指導をしている限り、良い薬歴にはたどり着けません。あなたの服薬指導は大丈夫ですか？　はずしていませんか？　まずそこから検証していきましょう。

▶ ひも付きの服薬指導しかしていない

　真っ先に指摘したいはずした服薬指導は、ひも付きの服薬指導しかしていないケースです。ひも付き指導とは、処方薬にひも付いた知識をただ一方的に羅列するだけの指導を言います。これははずした服薬指導なんですよね。「この薬はこの副作用に注意」、「この薬はこの食べ物を食べてはいけない」など、それぞれの薬特有の大切な事柄はたくさんあります。しかしいくら大切だからと言って、ひも付き指導しかしていない服薬指導は、患者さんの心に響くことはありません。なぜなら、慢性の患者さんで長年同じ薬を飲んでいる方は、毎回毎回同じ注意を繰り返されることに、飽き飽きしているからです。例えば、その点について患者さんが「理解していない」、「もう忘れているみたいだ」と、薬剤師としてその指導をもう一度しなければならないと判断したのなら指導すべきですが、その場合はその判断（A）と判断根拠（O）を必ず明記しましょう。

　ただ、誤解しないでいただきたいのは、ひも付きの指導がいけないということではありません。薬ごとに特有の注意事項はきちんと患者さんに理解してもらう必要があります。ですからひも付き指導は絶対必要なものなのです。とはいえ、患者さんが百も承知なのに、同じひも付き指導を毎回繰り返す必要はありません。

　ただしハイリスク薬の加算を取る場合は、少し違います。毎回なんらかの指導をする必要がありますので、その場合は「大切なことですので、繰り返しになりますが……」などと断ってからきちんと指導を行い、その反応から患者さんがきちんと理解しているかどうかを判断し、記録してください。

▶ 患者さんを見ていない

　同じことは、「対物業務か対人業務か」という論点でも語ることができます。相手の理解度やうんざり度に関係なく、処方薬だけみて同じ説明だけを毎回繰り返しているのは、結局薬しか見ていない証拠です。したがってそれは「対物業

務」に過ぎないということです。「患者さんに指導するのだから対人業務だ」という言い訳は通用しません。要するに患者さんに意識を向けていないということです。きちんと患者さんに心を寄せ、必要な指導は何かを判断してください。

　この「患者さんを見る」ということではもう一つの観点があります。患者さんに意識を向けるだけでなく、実際に患者さんのことをきちんと見てほしいのです。後述する「非言語表現」とか「感情への着目」など、患者さんの様子を正確に知るための様々な着目点は、実際に患者さんのことを見ていないと絶対に気付けないからです。時々、手元ばかりを見ていたり、下を向いてしゃべり続ける薬剤師がおりますが、それではダメなのです。文字通り患者さんをよく見てください。これも大切なことなのです。

▶「指導すること」に意識がいき過ぎている
　はずした服薬指導はまだあります。多くの薬剤師は「指導しなければいけない」と、「指導すること」に意識がいき過ぎているように私は思います。いえ、指導するのが悪いことなどというつもりはありませんが、「何か言わなければ仕事をしたことにならない」と思って、とにかくあれもこれも指導する薬剤師が多いように思うのです。この「指導すること」に意識がいき過ぎるとどうなるかというと、結局患者さんの気持ちなどお構いなしに、処方薬からひも付きの指導を押し付けることになってしまいます。それも思いついた数だけ並べ立てることになります。これははずした服薬指導なのです。

　患者さんの服薬意欲が結果的に高まったのなら、たとえ患者さんのお話をただ聞いただけであっても、それは立派な医療行為です。薬歴には、「なぜ、今は何か言うより話を聞いたほうがよいと判断したのか」、その判断を判断根拠とともに記載してください。それで十分です。とにかく、患者さんの気持ちを第一に考えてください。患者さんの状況によっては、「ひたすら話を聞く」ことも医療行為なのです。

▶「指導」の結果に責任を持っていない

　指導の結果、患者さんに何が起きたのか。これを服薬ケアでは**アウトカム**と呼んでいます。アウトカムの重視が服薬ケアの大きな特徴の一つです。つまり、**あなたが服薬指導した結果、患者さんの服薬行動に何か変化が起きたのか、患者さんの薬識に何か変化が起きたのか、そのようなアウトカムが、あなたの生み出した価値なのです。**

　「私はきちんと指導したのに、患者さんがそれを守らない」という言い訳は通用しません。患者さんに行動変容が起きなければ、あるいは意識変革が起きなければ、あなたは有用な仕事はしていないのです。**話すことが仕事ではありません。あなたが話した結果、患者さんにどのようなアウトカムが現れたのかが仕事なのです。**厳しい言い方になりますが、これは肝に銘じていただきたいと思います。

▶ 薬歴を埋めるためだけに情報収集している

　さて、服薬ケアにおける質問は、アセスメントを育てるためであったり、O情報を収集するためであったり、時に行動変容を促すために行われます。患者さんに尋ねたことをただ「わかりました」と薬歴に書くだけであるならば、その質問は医療としての価値は低いと言わざるを得ません。**薬歴を埋めるためだけの質問はやめましょう。**

　そうはいっても、毎回聞かなければいけないことがあるのも事実です。しかしそこはプロの技術で、必要な事柄はちゃんと聞きつつ、患者さんの行動変容へ結びつくような話題の組み立てをしっかりとしてください。指導のテーマとは何の脈絡もなく、ただ薬歴を埋めるためだけの質問を繰り返すことも、はずした服薬指導の一つの姿です。

服薬ケアの基本的な考え方を踏まえて

さて、「対物から対人へ」という言葉は、わかりやすいようで、意外に薬剤師の間で共有できていないと私は考えます。なぜかというと、「対物業務」については、これまでの調剤業務を考えればよいため、ほとんどの薬剤師で大まかには共有できていると思いますが、これから進むべき道である「対人業務」については、具体的に何をすればよいのかという点について、共通の未来像がまだ明確になっていないと思うからです。

実は服薬ケアとは、この「これから目指すべき薬剤師の医療」を明文化し、指し示すために編まれた医療論なのです。本書は服薬ケアそのものを論じることが目的ではないため、詳述することは避けますが、本書のメインテーマである「薬歴」に関連するところをピックアップして、簡単に整理してみたいと思います。

▶ 薬剤師の医療の中心は患者さんの服薬行動に影響を与えること

服薬ケアで考えるこれからの薬剤師の医療の中心は、「患者さんの服薬行動に影響を与えること」と言ってよいかもしれません。その中でも特に大きな目標は、「自分がいない日常生活の中での服薬行動に影響を与える」ことと言えるでしょう。「薬を渡してしまえば、自分の仕事はおしまい」と考えるのではなく、患者さんが自宅に帰った後、日常生活の中で続ける薬物治療に思いを馳せ、自分がいないところでも薬をきちんと飲んでもらいたいと思ってほしいのです。ここが出発点であると言えるでしょう。

▶ 薬識

患者さんの服薬行動に影響を与えるためには、まず患者さんの現状を正しく把握することが大前提だと考えます。患者さんを把握するにあたって、まず強く意識してほしいのが、薬識です。薬識とは、患者さんが自分の飲んでいる薬に対してどのような認識を持っているのか、という概念です。したがって、「○

○の薬だと知っている」だけでは薬識があるとは言えません。その薬が自分に
とってどのようなものなのか、その薬を飲むと自分にどのような影響があるの
か、自分の人生にとってどれだけ重要な薬なのか、を認識していることを「薬識
がある」と言います。この薬識が、服薬への意思や意欲の形成に大きく関わっ
てきます。

　ここで覚えておいてほしいことは、薬識は日々、一刻一刻変化するということ
です。これを「薬識のゆらぎ」と言います。この「薬識はゆらぐものである」
という理解がとても大切です。なぜなら、今日の薬識と前回の薬識は同じでは
ないからです。たとえ薬歴に「一定の薬識を形成できた」と書いてあったとし
ても、今日も同じ薬識を持っているとは限らないのです。この今日の薬識をお
会いするたびに確認して、服薬行動へ結びつくようにその都度薬識を補強する
ことを「薬識ケア」と言います。実は慢性患者さんで、同じ薬を長年飲んでい
らっしゃる方へのケアは、ほとんどがこの薬識ケアになります。薬識ケアを意
識できるようになると、同じ薬を長年飲んでいる患者さんに対して「指導する
ことがない」などということは、一切なくなります。

▶ 感情への着目

　服薬ケアでは、患者さんの感情に着目することを、大変重視しています。人は
何かを頭で理解しただけでは、行動変容することはできません。心で納得しな
ければ行動は変わらないのです。例えば、糖尿病を指摘されて、「自分は糖尿病
である」ということがわかったとしても、感情的に納得していなければ、はっ
きりとした治療意欲、服薬意欲を形成することは難しいのです。そのため、「患
者さんの人生の中にプロブレムを見出す」ためには、感情への着目が絶対に必
要なのです。

　「感情への着目」とは、薬剤師が患者さんを見るときの着目点あるいは視座を
明らかにするための言葉ではありますが、実はこの意識があると、患者さんへの
アプローチが具体的に変わります。まず、質問が変わります。その結果得られ
る情報が増えるため、アセスメントの質が向上し、プランも的確なものになり

ます。つまり服薬指導の質が大幅に向上するのです。「感情への着目」を表層的に捉えるのではなく、このように具体的にアウトカムが充実するところまで、深く身に付けていただきたいと思います。その具体例はpart. 4（→p.109）の薬歴添削の中でお示ししたいと思います。

▶ 非言語の観察

　さらに服薬ケアでは「非言語の観察」を大変重視しています。人は、言語2割、非言語8割で表現していると言われます。つまり圧倒的に多くのことを非言語にて表現しているのです。したがって、常に患者さんの非言語を意識してみるようにすると、患者さんの本当の気持ちに気付くきっかけをもらえることがあります。

　このとき忘れないでほしいのは、言葉で表現することよりも、非言語での表現の方が本音に近いことがあるということです。つまり顔の表情とか、声のトーンとか、目の輝きとか、全体から醸し出す雰囲気とか、そういう非言語の表現を丁寧に受け取る努力をしていけば、患者さんが本当に考えていることを、かなり正確に受け取ることができるのです。

　例えば、口では「大丈夫です」と言っているのに、本当は大丈夫ではなかったり、口では「よくわかりました」と言っているのに、実際にはあまりわかっていなくて、ただ面倒だから話を終わらせたいだけだったりということがあるわけです。これらは非言語をよく見ていると伝わってくるものなのです。

　このときの注意事項としては、ただ単にボーッと眺めていたのではダメだということです。この後で述べる「服薬ケアの基本姿勢」をしっかりと維持し、「今、この方はどういう気持ちなんだろう」、「何を考えているのだろう」と本気で考えながら相手に思いっきり関心を寄せることです。そうすればきっとヒントが見つかるはずです。

▶ 心を動かす

　既に触れたように、服薬ケアの大きな目的の一つは、「自分がいない日常生活の中で、患者さんが服薬行動をしっかりとってくれる」ことです。今、目の前でお話ししている最中には「そうだな、薬はちゃんと飲まなきゃいけないな」と思ってくださったとしても、それだけでは足りないのです。その気持ちが、自宅に帰ってから、日常生活がいつものように流れている中でも、ずっと続いてほしいのです。そのためにはどうしたらよいのでしょうか。

　その一つの答えが「心を動かす」ということだと、私は考えています。ビジネス書などでよく「物を売るな、感動を売れ！」などと言われますが、きっと同じことなんだろうと思います。表面的に「わかった」と理解してもらうのではなく「なるほどそうか！」と心を動かすくらい強く印象に残らないといけないのです。そのための様々な方法論は、『患者応対技術と服薬ケアコミュニケーション』（診断と治療社）にまとめていますので、ぜひそちらで学んでいただきたいと思いますが、一つだけここで述べるとするならば、相手の心を動かすためには、自分自身の心が動かないといけないということです。通り一遍の説明を延々と繰り返すのではなく、患者さん一人一人に毎回心を込めてお話することが絶対に必要だと思います。もちろん、こちらがどんなに心を込めたとしても、残念ながら相手に受け取ってもらえないこともありますが、少なくともこちらの言葉に思いが込められていないのに、相手が勝手に感動することはないことを知るべきだと思います。

▶ 相手に思いっきり関心を寄せる〜服薬ケアの基本姿勢〜

　そのような姿勢ですべての患者さんに接することを服薬ケアの「基本姿勢」と呼んでいます。服薬ケアの基本姿勢とは、「どのようなときでも思いっきり相手に関心を寄せる」ことです。患者さんへのアプローチが成功するかしないかは、結局はこの姿勢があるかないかの違いであると私は考えています。服薬ケアの中には「服薬ケアコミュニケーション」と呼ばれるコミュニケーション論があり、具体的な方法論も多々あるのですが、単なるノウハウとしてやり方だ

けを覚えても、それだけで成功するわけではないのです。コミュニケーション
スキルが有効なのは、常に服薬ケアの基本姿勢を保ち、思いっきり相手に関心
を寄せたうえでのことなのです。

　これは「感情への着目」という観点でも説明できます。相手の感情に着目す
るだけでなく、自分の感情にも着目して、自分の気持ちが真っすぐに患者さん
に向いているかどうかを、常にチェックしてください。

▶ 笑顔
　最後に笑顔についても触れておきましょう。基本的に患者さんの前では穏や
かな笑顔でいるように心がけましょう。私たちの目指す医療のゴールは、実は
患者さんの笑顔なのです。QOLの向上が医療の目的と言われていますが、その
ゴールに少しでも近づくことができたかどうかは、患者さんの笑顔が、来た
ときよりも帰るときのほうが輝いていることで確認できます。

　したがって、笑顔は医療においてとても重要なものなのです。薬剤師がいつも
難しい顔をしていたり、苦虫を噛みつぶしたような顔をしていては、どんなに
大事なことをお伝えしたとしても、相手が笑顔になることはないと思います。
自分自身もどんなときも笑顔を絶やさないことが、絶対に必要なことなのです。

{ 5. 未来に向けて }
薬歴残業とおさらばするために

　薬歴残業のお話を冒頭でいたしました。現場の薬剤師さんたちが薬歴で苦労
しているならば、なんとかお役に立てないかなというのが、この本を書き始め
たきっかけの一つです。ただ、これまで述べてきたように、そのための方法論
は、そのままどの薬局でも取り組みが可能な、薬局の医療の質を具体的に向上
させ、より多くの患者さんに満足いただける薬局へと生まれ変わるための方法

論でもあるのです。薬剤師個人にとっては、薬剤師としての実力を確実に数段レベルアップすることができますし、薬局経営者の方であれば、薬歴残業の人件費が浮くだけでなく、個別指導を怖がる必要もなくなります。また、「実力を高めてくれる薬局」と薬剤師の間で評判になれば、薬剤師不足とも無縁になれる方法論なのです。そしてそれよりも何よりも、その評判が患者さんに知れ渡るようになれば、患者さんが殺到する薬局にすることができます。これからやってくる薬局淘汰の時代に、自分の薬局が淘汰されることなく、むしろ患者さんが増えるのですから、これほどありがたいことはないと思うのです。

これから薬局の進むべき方向とは

▶ 薬歴の質で生き残る薬局は決まる

　繰り返しますが、薬局淘汰の時代に生き残る薬局と淘汰される薬局の違いが何に表れるかと言えば、私は薬歴だと考えています。その理由は、記録には医療の質がそのまま表れるからです。別に薬歴を見て選別されるわけではありませんが、薬歴を軽視しているということは、結果的に薬ばかり見て患者さんへのケアをおろそかにしている証拠だと思います。経営的に言えば、処方元ばかり気にして、肝心の顧客である患者さんへの意識が低いと言ってもよいかもしれません。

　薬歴は「とても大切なものである」という認識をもって、そのレベルアップにしっかりと取り組むことで、結果的に薬局全体の医療の質が向上することになります。提供する医療の質が高く、地域の住民から「なくてはならない存在」として慕われる薬局であるならば、何があっても淘汰されることはないはずです。

▶ かかりつけ薬剤師と薬歴

　かかりつけ薬剤師についても少し触れておいたほうがよいかもしれません。2016年の調剤報酬改定より、かかりつけ薬剤師が評価されることとなりまし

た。それに対する条件が様々あるために、なかなかハードルが高いという人も多いようですが、内容をよく見てみれば、国が薬剤師に期待している方向性は明らかです。したがって、かかりつけ薬剤師を推進していく姿勢がない薬局は、やはり淘汰の波に飲み込まれることになるでしょう。

　また、薬剤師の医療の何たるかを考えたとき、患者さんのことをよく知れば知るほど、提供できるケアの質は高くなります。したがって、医療の質を高め、薬歴の質を向上させるためには、かかりつけ薬剤師であったほうが有利ということになります。一人でも多くの患者さんのかかりつけ薬剤師となるべく努力していきましょう。

　これは点数を取れということではありません。たとえパートで勤務時間が足りないために、点数を取れなかったとしても、患者さんから「あなたに担当してもらいたい」と望まれるような薬剤師を目指そうということです。本当の「かかりつけ」とは、そういうものではないでしょうか。

▶ セルフメディケーションと薬歴

　さらにセルフメディケーションについても、軽く触れておきましょう。今後、現在は医療用医薬品とされている一部の治療薬が、「スイッチOTC」として発売される予定になっています。そうすると、患者さんは医者にかからず、薬を直接薬局で買えるようになるため、薬局を取り巻く状況は、これまでの処方せんありきの体制とは全く違ったものになってきます。当然、いわゆる門前薬局、マンツーマン薬局という形態は意味をなさなくなります。薬局が直接患者さんに選ばれることになるため、患者さんとの信頼関係がどれだけ築けているのかがとても重要になってきます。また、**OTCであっても薬歴は記載する必要がある**（義務化されるかどうかは今の時点ではまだわかりませんが、医療の質を維持するという観点では、たとえ義務化されなくても薬歴は必須だと考えます）ので、これまでの薬の販売と同じような手順で行うことができません。処方せん調剤でもない、通常の薬の販売でもない、全く別の医薬品供給の形態

が生まれると思っておいたほうがよいと、私は考えています。

　さて、そのセルフメディケーションに向かって、今できることは何でしょう？
実はそれも薬歴の充実なのです。まだ実際に始まるまでには紆余曲折が予想さ
れるため、具体的にいつどのように始まるのかは予断を許さない状況ではあり
ますが、患者さんとの信頼関係を強固に築くためには、できればかかりつけ薬
剤師としての関係を結び、医療の質を充実させておくことが重要です。そのた
めには、薬歴を意識して、薬歴をきっかけにして医療の質の向上を図ることが
一番わかりやすいと思うのです。そして、「薬歴管理をしている」ことが、い
かに薬物治療の安全のために重要なのかということを、患者さんに理解してい
ただく必要があると思います。患者さんの理解がないと、OTCの販売に際し
て薬歴を書くことは、とても難しいと思います。なぜなら、処方せんには、患
者さんの名前も生年月日も書いてありますから、どこの誰なのかを特定するこ
とは簡単です。しかし処方せんがないとそれがわかりません。たとえ顔見知り
で苗字はわかったとしても、薬歴の多くは生年月日で管理しているはずですの
で、生年月日がわからなければ薬歴を開くことすらできません。診察券のよう
なカードを作るなり、毎回生年月日を聞くなり、なんらかの形で本人の協力を
得ないと薬歴管理すらできないのです。

　薬歴が充実し、信頼関係さえしっかり築いていれば、処方せんだろうが、セル
フだろうが、シームレスに関係を続けていくことが可能です。とにかく今は、
薬歴の充実を図ることが大切だと考えます。

薬歴はその場で書こう！

　薬歴とは一体何なのかについて論じてきた本partを閉じるにあたり、やはり
どうしても「薬歴はその場で書こう！」ということに触れないわけにはいかな
いと思います。

　薬局における薬剤師の医療という観点で、いろいろ考えていくと、どうしても「薬歴をその場で書かなければ、本当の意味で"薬剤師の医療"は確立しないのではないか」という思いが強くなります。医師の先生方で、診察直後にカルテを書かずに、夕方まとめて書いている人はいないと思います。なぜ薬剤師だけそんなことが許されるのでしょうか。やはりここはもっと真剣に薬剤師の医療について考えるべきだと思います。

　私の知る多くの薬剤師は、患者さんが立て込んでくると、上司から「薬歴なんか書いていないで、早く次の患者を出せ！」と言われるそうです。これはおかしいですよね。薬歴を書き終わるまでがその患者さんへの医療です。なぜ途中で次の患者へ向かわなければいけないのでしょうか。いや、そもそも、なぜ「薬歴なんか」なのでしょうか。それは「薬歴を軽視している」からとしか言いようがありません。質の高い仕事に誇りを持っているプロは、絶対に記録を軽視したりはしません。そのような態度は「自分たちはプロではない」、「質の高い仕事はしていない」と自ら示していることになります。今は処方せんを持って近くの薬局に来てくださる患者さんも、セルフメディケーションが始まったなら、そんな薬局に来てくださるでしょうか。私なら二度と行かないと思います。やはりまず記録を重視するところから、意識を改めないといけないと思います。

▶ 記録に時間をかけすぎるな！

　私は記録をとても重視してはいますが、「記録に時間をかけすぎてはいけない」といつも言っています。ゆっくり時間をかけて書けばよい記録になるわけではないのです。

　実際に「薬歴はその場で書こう！」という話をすると、必ず言われることは、「そんな時間はない。次の患者さんが待っているのに、記録なんて書いているヒマはない」という意見です。今ここでは「記録なんて……」には深入りしない

ことにしますが、本当にそんなヒマはないのでしょうか？　ずっと以前、夕方まとめて書く場合と、すべてその場で書きあげてから次の患者さんをお呼びする場合と、どのくらい患者さんの待ち時間が変わるのか調べてみたことがあります。皆さん、どのくらい遅くなったと思いますか？　実は平均でたった53秒でした。薬歴をその場で書いても、後でまとめて書く場合と比べて53秒しか待ち時間は増えなかったのです。正直この結果は私自身がちょっと驚きました。もちろん、これは平均ですので、立て込んでいる時間帯には、もう少しお待たせしているのだと思います。でも平均すれば50秒台、つまり１分以内に収まるのですから、何十分も待たせているわけではないはずです。したがって「薬歴をその場で書いても、それほど待ち時間が増えるわけではない」ということをまず信じていただきたいと思います。

▶ 薬歴をその場でサッと書くためには準備が必要

　もちろん何も準備をせず、今すぐその場で書くように手順を変更してはいけません。それでは患者さんをずいぶんとお待たせしてしまうことになります。そのために必要な準備があるのです。それは何かというと、次のpartで述べる考え方をしっかりと身に付けること、そしてそれをサッとできるようになるための思考訓練をすること、そして薬歴や医療に対する意識改革、薬歴の重要性に関する患者さんへの周知などを徹底的にすることです。今、夕方まとめて薬歴を書いている薬局がこれから手順変更するならば、少なくとも半年、できれば余裕をもって１年前から準備を始めてください。十分な準備のもとに始めれば、混乱はほとんどありません。半年もすれば、皆「これが当たり前」と思うようになるはずです。ぜひトライしてみてください。

part.3

薬歴が信じられないくらい速く書けるようになるために

part. 3では、薬歴をサッと書くための根本的な考え方、身に付けるべき方法論を述べていきます。この考え方がしっかりと身に付けば、本当に、信じられないくらい薬歴が速く書けるようになります。その考え方をしっかりと身に付けてください。

1. 正しくPOSを理解すればすべてが変わる!

その魔法のような考え方とは、POS (Problem Oriented System) です。「なんだSOAPのことか」なんて言わないでくださいね。既に何度か述べていますが、POSとはSOAPで薬歴を書くことではありません。まずはこの誤解を解くことから始めましょう。

POSの誤解を解きましょう

▶ 薬剤師の多くはPOSを誤解している

残念ながら多くの薬剤師がこのPOSの何たるかを間違って理解しているようです。そしてこの誤解は、薬剤師の世界全体で大変大きな損失となっています。なぜなら、本来医療の質が上がり、効率が上がり、服薬指導が短時間で患者満足度の高いものになり、さらに薬歴があっという間に書けてしまうというPOSの魔法のような効果を、すべて台無しにしてしまっているのですから。いや、効果を台無しにするだけでなく「SOAPは面倒なもの」、「SOAPだと時間

がかかる」というような、全く正反対の間違った認識でいる薬剤師がなんと多いことか！　これはなんとしても誤解を解いて、正しくPOSを理解してほしいと思います。本書がその一助となれば、大変嬉しく思います。

▶ 正しくPOSを理解すると薬歴の悩みはほとんど消えてなくなる

実は、正しくPOSを身に付けると、薬歴の悩みのほとんどは消えてなくなります。薬歴を書くときには、書くべき内容はすべて頭の中に整理されて出来上がっている状態なので、それを忘れないうちに書き記せばよいだけだからです。サーッと書けてしまうのに、内容も充実しているという、なんともありがたくもお得な方法論がPOSなのです。まずここを受け入れてください。

▶ 素直にありのままに受け入れれば、全員成功する

これまで長年薬剤師の生涯学習を担当してきて、当然このPOSの習得についてもいくつもの薬局で成功させてきました。ところが、まれにうまくいかないこともありました。ただ、数少ない失敗例にはすべて共通項があります。それは、それぞれの薬局の経営者または運営責任者が、この「SOAPで薬歴を書くのは大変だ」という誤解（あるいは先入観？）に基づき、社内ルールを勝手に決め、私が教えた正しい考え方を歪めてしまうことです。例えば、「Aは書かなくてよい」、「SとPだけ書けばよい」などが挙げられます。SOAPを複数書くと「余計なことをするな」と怒られるという話も聞いたことがあります。何をかいわんやですね。

私自身、面倒なことは大嫌いなタイプです。ですので、私が教える方法は「やってもやらなくてもどちらでもよい」ことは、基本的に省いてあります。逆に、どうしても必要なこと、絶対に省いてはいけないことは、かなり丁寧に説明しています。まずは素直に、ありのままに受け入れて実践していただきたいと思います。

考える力をつける

▶ POSを身に付けるとは思考力を身に付けること

　正しいPOSの身に付け方について私が最も強調しておきたいのは、「考える力をつける」ということです。POSとは、Problem Orientedに患者さんを捉え、質問して情報を得ながらアセスメントを育てていく思考方法のことですから、一番の肝は「考える力があるかないか」なのです。したがって、「POSを身に付ける」とは、「POSの考え方、思考力を身に付ける」ことと言えます。

▶ 多少の訓練は必要

　身に付けるべきものが、単なる「やり方」、「ノウハウ」ではなく「思考力」なので、多少の訓練が必要です。しかし私たちはプロですから、そのくらいの訓練を厭うようでは、一流になれないのではないでしょうか。ただ、ご安心ください。そんなに大変な訓練ではありません。多少の個人差はありますが、施設全体でしっかり取り組めば、早ければ1カ月、遅くとも3カ月ほどで十分な思考力が身に付くはずです。それと同時に、患者さんの反応や、薬局全体の雰囲気が変わってきます。つまり、薬局全体でのPOSの効果が目に見えて感じられます。

　個人的にはもう少し早く効果が現れると思っています。人によっては2、3週間から1カ月くらいで手応えをつかめるはずです。そこから先は続ければ続けるほどどんどん力が付いてきます。そしてベテランになるほど、思考力が冴えてくるため、どこまでも力は研ぎ澄まされていきます。

▶ 医療者としての価値が高まる

　ここでとても大切なことは、単に作業に精通するのと違い、医療者としての思考力が冴えてくるということは、その結果患者さんの満足度につながるということです。それはつまり、医療者としての存在価値を高めることになると思うのです。

服薬ケアでは「有用な人物になれ！」ということを重視しています。有用と
は「役に立つ」ということです。実際に、実務で役に立つ人物でなければ、世
の中からは必要とされません。どんなに勉強してどんなに知識があったとして
も、現場で役に立たなければ、それは単なる自己満足にしかすぎません。POS
の思考力も、実際に患者さんにとって役に立つ状態になって初めて「身に付い
た」と言えるのです。POSの思考力を身に付け、医療者としての価値を高めま
しょう。

 { 2. 考え方としてのPOS }

　それではどのように考えればよいのか、POSで考えるとはどういうことなの
か、一番大切な話を進めていきましょう。

POSとは

　POSとは何なのか、最低限のところをおさらいします。POSについてしっ
かり学ぶのが初めての方は、まずはこの基礎を押さえましょう。

▶ POSはbest patient careを目指すためのもの

　POSの考え方を最初に提唱したのは、アメリカの心臓外科医であるローレン
ス・ウイード先生です。そしてそれを日本に紹介したのは、日野原重明先生で
す。POSはもともと医師のための診療システムとして開発されたものでした。
それをその後、看護師や薬剤師が自分たちの医療にも取り入れてきたという歴
史があります。

　日野原先生の『POS医療と医学教育の革新のための新しいシステム』（医学
書院）には、次のように書かれています。

> POSとは、患者の持っている医療上の問題に焦点を合わせ、その問題を持つ患者の最高の扱い方（best patient care）を目指して努力する一連の作業システムである。

どこにも「記録の取り方」とは書いてありません。そして「患者の最高の扱い方（best patient care）」を目指すためのものであるということが、明記されています。このPOSを正しく取り入れることによって、best patient careが期待できるというのです。つまり、患者さんへのケアの質が向上していなければ、それは正しくPOSを取り入れたことにならないのです。

ここでは「作業システム」と表現されていますが、このシステムの中身を正しく理解し、薬剤師がそれを応用するにあたってどのように取り組めばよいのかを考えていきましょう。

▶ 薬剤師に応用するためには

私はこの、もともとは医師のための診療システムとして開発されたPOSを、他の職種が取り入れるにあたっては、その考え方の本来の持つ意味を正しく理解し、それを自分たちの職種において正しく応用することが非常に大切だと思います。

医師は基本的に診察をしながらその場でカルテを書いていきます。したがって、記録のあり方が診療そのものを左右します。創始者のウイード先生もそこに着目し、記録を規定することにより、考え方、患者の見かたを変えようと意図したのだと思います。だとするなら、それを薬剤師に応用するとどうなるでしょうか？　既に述べたように、ほとんどの薬剤師はその場で記録を書かずに、夕方まとめて書いています。この手順では、ウイード先生が意図した「記録を規定することにより、考え方、患者の見かたを変えていく」ことができません。したがって、「どのように考え方を変えていくとPOS本来のあり方を薬剤師に応用できるのか」を考えなければなりません。

そこで私が着目したのは、**POSの本質は「考え方を変えるところにある」**ということです。医師の世界では、「Sを書きましょう」、「Aを書きましょう」と、何をどう記録するのかを求めることで、考え方や患者さんへの着目の仕方を変えていこうとしました。ただ、私たち薬剤師は、記録の書き方ではなく、考え方を中心的に取り入れなければ、POSの本質的な価値を得ることができません。ですから、**「POSの考え方を身に付けること」、「POS的思考回路を身に付けること」**が、**POSを取り入れること**だと考えています。

▶ 頭の中をPOSにする

これを私は**「頭の中をPOSにする」**と呼んでいます。**「頭の中をPOSにする」とは、自分の頭の中でPOSの思考方法がとれるようにすること**を言います。この思考方法さえ身に付ければ、本当に信じられないほど薬歴を簡単に書けるようになるのです。

プロブレムごとに考える

さて、「頭の中をPOSにする」ために絶対にはずしてはならないことは、Problem Orientedの名の通り、**「プロブレムごとに考える」**ことです。「プロブレムごとに考える」とはどういうことなのかをしっかり把握しないと、「頭の中をPOSにする」ことはできません。実はこのとき、そもそもプロブレムとは何なのか、プロブレムをどのように捉えればよいのかという問題もあるのですが、それは後に詳しく述べるとして、今ここでは「プロブレムごとに考える」とはどういうことなのか、そちらに集中して話していきます。

▶ 「プロブレムごとに考える」とはクラスタリングをすること

医療者の目から見たとき、患者さんにいろいろ「指導が必要である」と思われることがあったとします（これがプロブレムです）。薬剤師としては、気が付いたことをあれこれ取り上げて指導してしまいがちですが、そのままパッと指導してしまうと、実はその指導が必要であるという判断やその判断根拠が不足

したまま、ありきたりの指導を羅列することになってしまいます。これが、服薬指導が患者さんの心に残らない、はずした服薬指導になる理由の一つでもあります。

　それでは判断や判断根拠を拾い上げていくとき、どのようにすればよいかということですが、プロブレムごとにアセスメントを明確にして、それぞれのアセスメントの判断根拠をプロブレムごとに集め、それぞれに最適のプラン（どんな指導をするか）を導いていくのです。この、「プロブレムごとにアセスメントを明確にする」ために、「クラスタリング」を行います。

　クラスタリングとは、同じ内容のもの（POSにおいては、同じプロブレムのもの）をまとめていくことです。何をまとめるのかというと、患者さんから得られた情報や、その患者さんにどんな医療を提供するのかという考えです。それぞれの情報に対し、それを受け取った医療者がどのように考え、判断したのかがアセスメントですから、「同じ内容のもの」をまとめるとは、「アセスメントが同じになるもの」をまとめると言い換えてもよいと思います。

▶ なぜクラスタリングをするのか？
　ここがPOSの「プロブレムごと」の一番肝の部分ですが、クラスタリングすることで、医療者としてその患者さんに何をすべきなのか、どんな関与が可能なのかが明確になるという大きな効果があります。そして何より、クラスタリングによりケアの対象が明確になると、こちらから質問することで情報の精度が上がり、結果的にケアの精度が上がるのです。

　言葉で説明しただけだときっとわかりにくいと思うので、具体的な例を示して説明しましょう。

症例

■ 患者背景	78歳　男性
	75歳の妻と二人暮らし。
■ 処方内容	ファモチジン錠(ガスター® 錠)20mg
	2錠　分2　朝夕食後
	酸化マグネシウム錠(マグミット® 錠)330mg
	3錠　分3　毎食後
	アムロジピンベシル酸塩錠(アムロジピン® 錠)2.5mg
	1錠　分1　朝食後
	アスピリン腸溶錠(バイアスピリン® 錠)100mg
	1錠　分1　朝食後　28日分

　まずプロブレムごとになっていないとどうなるか、薬歴記載例1をご覧ください。

記載した薬歴（悪い例）

\# 　血圧が低めだが降圧剤の服用について医師の判断を仰ぎたい。

S) 最近血圧が高いのは、朝早く起きるようになったからかなぁ。

　　アムロジピンはメーカーを変更してから味が悪くなったね。

　　頻尿が気になって、薬を飲むときにはひと口くらいしか水は飲まないよ。

O) 血圧140/68

　　処方前回Do

　　アスピリン出血傾向なし

A/P) 鼻血や青あざ、血尿など何かあれば医師に相談してください。

さて、この症例ですが、プロブレムごとにアセスメントを深めていくとどのようになるでしょうか。アセスメントをより深くするためには、**そのアセスメントを念頭に置いて、さらに質問をして情報を追加します。そしてその追加の情報を加えてアセスメントを深めていきます。**

記載した薬歴（良い例）

＃1　最近血圧が高い。

S）最近血圧が高いのは、朝早く起きるようになったからかなぁ。朝食前に椅子に座って少し落ち着いてから測るようにしているよ。この前そのほうがよいって言われたからさ。

O）今朝の血圧は140/68。以前は上が120程度。
　朝ラジオ体操を始めたようで、起きてすぐ体操をして、それから朝食の前に血圧を測っている。以前は朝起きてすぐ布団の中で測っていた。

A）早起きするようになって測る時間が変わったからと本人は思っているが、ラジオ体操の後に測っているから高いのではないか。正しい測り方を再度確認したほうがよさそうだ。

P）朝は起きてすぐ、お手洗いだけ済ませて、ラジオ体操の前に測りましょう。布団の中ではなく、椅子に座った姿勢で腕をテーブルの上に載せて測ってください。

（続く）

薬歴が信じられないくらい速く書けるようになるために

＃2　アムロジピンの味が悪くなった。

S）アムロジピンはメーカーを変更してから味が悪くなったね。

O）前々回、先発品よりジェネリックへ変更。

A）他のメーカーなら味が違うかもしれない。味の違いが服薬意欲の低下を招かなければよいが。

P）アムロジピンはたくさんのメーカーから発売されています。他のメーカーなら味が違うかもしれないので、試してみますか？

S_2）いや、別にいいよ。ちゃんと飲んでいるから。「良薬は口に苦し」っていうでしょ！

O_2）服薬行動へはあまり影響していない様子。

（ハイリスク）

アスピリン出血傾向なし。「鼻血や青あざ、血尿など何かあれば医師に相談してください」。

● 「頻尿が気になって薬を飲むときにはひと口くらいしか水は飲まない」そうです。

　さて、後者の例がプロブレムごとにアセスメントを明確にした例です。文章量は増えていますが、内容がより詳しく、わかりやすくなっていることに着目してください。このように、得られた情報やそれに対するアセスメントを、同じプロブレムごとにクラスタリングするだけで、患者さんから聞き取る内容の精度が上がり、提供する医療の質も上がってくるのです。

▶ クラスタリングがPOSの基本

　患者さんと話す際、初めからクラスタリングの意識を持っていると、得られた情報を頭の中でクラスタリングして、それぞれのアセスメントに必要な情報をこちらから質問して聞き出すことができるようになります。プロブレムの意

識がなく、最初に聞いた情報をクラスタリングすることができないと、この質問の精度が悪くなるため、大切なO情報を聞き出すことができなくなります。したがって、POS的思考方法が優れている理由の一つは、クラスタリングを行っているからと言えると思います。

クラスタリングとは何か

それではクラスタリングとはどういう考え方なのでしょうか。私が探してみた限り、クラスタリングについて詳しく説明している書籍には、出会ったことがありません。ですので、本書でできる限り丁寧に解説してみたいと思います。

▶ クラスタリングとはただ分けることではない

「プロブレムごとに」というと、「ああ、分ければいいのね」と勘違いされることがあります。しかし実際には、クラスタリングとはただ分けることではありません。したがって私は「分類する」とは言わないようにしています。どうしても「分類」という言葉からは、それぞれの特徴に従って「ただ分ければよい」とイメージされてしまうからです。でもクラスタリングはそうではありません。

「プロブレムごとに」を「ただ分ければよい」と捉えている場合、得られた情報が「どの分類に入るのか」だけを考えてしまいます。その結果、それぞれの情報そのものが持つ意味をよく吟味することなく、それらの情報を各グループに入れただけで終わらせてしまいます。これだと、得られた情報を分けたところで何も得るものがありません。分類しただけで終わりです。ところが、クラスタリングの場合、情報を得るたびにそれぞれの情報が持つ意味をよく吟味し、これまでに得られた情報と関連性があるかどうかをよく考えます。関連がある場合には、同じグループにまとめ、それぞれの情報がこの患者さんにとってどのような意味があるのかをさらに吟味することになります。この「それぞれの情報が持つ意味をよく吟味すること」がアセスメントなのです。したがっ

て、「プロブレムごと」をただ「分ければよい」と考えていたのでは、アセスメントできません。クラスタリングがしっかりできていれば、情報が増えるたびに、アセスメントの精度が上がるので、**その患者さんの持つプロブレムが明確になっていき、薬剤師としてその患者さんになすべき医療がどのようなものなのかが明確になります。** これがPOSを行うと、医療の質が高まると言われている理由です。

多くの薬剤師の皆さんが**「アセスメントが難しい」** という理由の一部は、この**「クラスタリングできていない」ところにある**と思われます。ということは、POSの効果は得られていないということです。効果を得られないのに、薬歴に書くときだけ「SOAPで書きなさい」と言われている状態で、多くの薬剤師が仕事をしていることになります。これはとても残念なことだと思います。

▶ ただ分けるだけだとどうなるのか

このあたり、とても大切なので、もう少し具体的な例を挙げて説明しましょう。

ある患者さんにA、B、Cの3つの薬が処方されていたとします。この薬剤師さんは「情報はプロブレムごとに」と勉強をし、「情報を分けてみよう」と思っています。ただ分ければよいと思っているとどのようになるでしょうか。

患者	（A薬を指しながら）この薬はダメね。飲まないほうがよいみたい。
薬剤師	ああ、そうですか？　他の薬はどうでしょうか？
	（A薬について何かあるみたいだな。もう少し聞いてみないといけないなぁ。もしかするとちゃんと飲んでいないのかもしれない）
患者	（B薬を指しながら）こっちは飲まなきゃダメなのよ。
薬剤師	そうなんですね。それでは（C薬を示して）これはどうですか？
	（B薬は飲んでいるみたいだな。じゃあ、C薬はどうだろう？）
患者	（C薬を指しながら）これは強い薬なの？
薬剤師	いえ、そんなことないですよ。このお薬は、血圧を下げるお薬で、特

別に強い薬とかではなく、たくさんの方が飲んでいらっしゃいます。
普通に使われているお薬ですよ。

（Ｃ薬について「強い薬」って思っているんだ……）

患者 あら、そうなの？　それじゃ、飲んでも大丈夫なのね？

薬剤師 はい。もちろんです。血圧のお薬は毎日きちんと飲み続けることによっ
て、効果を現します。忘れずに必ず毎日お飲みください。

患者 ええ、わかったわ。ちゃんと飲むわよ。

薬剤師 他に何かございますか？

患者 いえ、大丈夫です。

薬剤師 わかりました。それではいつもと同じお薬です。いつも通りお飲みく
ださい。お大事にどうぞ。

あれ？　終わっちゃいましたね。「Ａ薬についてもう少し聞いてみないといけ
ないな」と思っていたのは、どうしたのでしょうか？

それはともかく、この薬剤師さんは「患者さんから得られた情報を分けてみよ
う」と思って患者さんの前に立ちましたが、その結果何がわかったでしょう
か？　図示してみましょう（図２）。

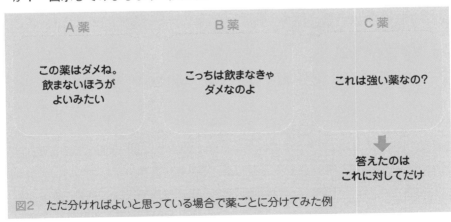

Ａ薬	Ｂ薬	Ｃ薬
この薬はダメね。飲まないほうがよいみたい	こっちは飲まなきゃダメなのよ	これは強い薬なの？ 答えたのはこれに対してだけ

図2　ただ分ければよいと思っている場合で薬ごとに分けてみた例

患者さんから得られた情報を分けてみましたが、分けただけでは結局何も得
られませんでしたね。強いて言うならば「Ａ薬とＢ薬とＣ薬という３種類の薬

が処方されている」ということはわかります。ただ、それは処方せんを見れば
わかることです。「ただ分けるだけ」という意識でいると、何も得られないこと
がよくわかります。

　実はこれ、「情報を薬ごとに分ける」という、薬剤師が一番やりがちな間違い
なのです。実はもう一つ、薬剤師がやりがちな間違いがあります。それは次の
ようなケースです。

> 次の患者さんは4種類のお薬が処方されています。
>
> A薬：コレステロールの薬
> B薬：血圧の薬
> C薬：血圧の薬（最近処方され始めた薬）
> D薬：下剤

患者　（A薬を指しながら）このコレステロールの薬なんだけど、「飲まない
　　　　ほうがよいよ」って、知り合いの奥さんが言っていたの。本当にそう
　　　　なの？

薬剤師　お薬というのは、それぞれの人に合わせて先生が処方してくださって
　　　　います。○○さんのお薬は、あなたの症状をみて先生が必要だと判断
　　　　されて処方してくださっているので、○○さんにとっては必要なお薬
　　　　です。必ずきちんと飲んでくださいね。

患者　（C薬を指しながら）この薬は、飲んだ後、しばらくなんとなく落ち着
　　　　かないようなヘンな気分なんだけど、強い薬なのかしら？

薬剤師　○○さんの場合は、最近血圧が少し上がり気味だったので、新しい薬
　　　　（C薬）が追加になりましたね。しばらくすると慣れると思いますの
　　　　で、もうしばらく我慢して飲んでください。それで気にならなくなれ
　　　　ば心配ありません。ところで血圧はいかがですか？

| 患者 | あまり変わらないわね。今日は160/110だったかしら。先生からは「ちゃんと両方飲んでくださいね」って言われました。 |

患者　あまり変わらないわね。今日は160/110だったかしら。先生からは「ちゃんと両方飲んでくださいね」って言われました。

薬剤師　そうですか。血圧はまだ少し高いですね。先生のおっしゃる通り、2種類ともきちんとお飲みください。お通じはいかがですか?

患者　お通じはこの薬（D薬）を飲んでいれば大丈夫。飲み忘れると次の日は出ないかしら……。

薬剤師　そうですか。下剤は効いているようですね。よかったです。それでは前回と同じお薬ですので、同じようにお飲みください。お大事にどうぞ。

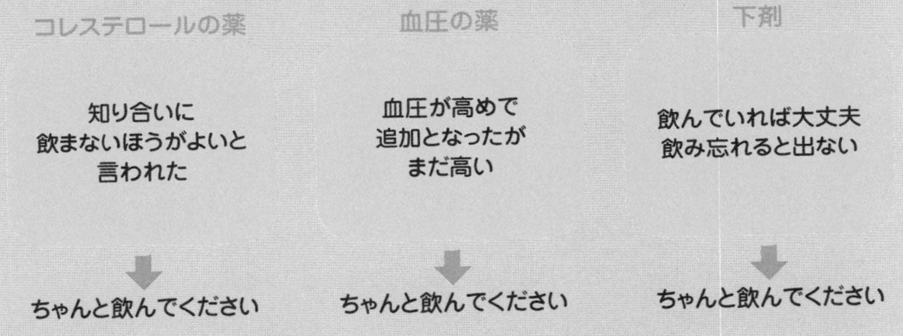

コレステロールの薬　　　　血圧の薬　　　　　　下剤

知り合いに　　　　　　　血圧が高めで　　　　飲んでいれば大丈夫
飲まないほうがよいと　　追加となったが　　　飲み忘れると出ない
言われた　　　　　　　　まだ高い

↓　　　　　　　　　　　　　↓　　　　　　　　　↓

ちゃんと飲んでください　ちゃんと飲んでください　ちゃんと飲んでください

図3　ただ分ければよいと思っている場合で病気ごとに分けてみた例

　今度は、患者さんから得られた情報を病気ごとに分けてみました。でもそれに対して行った指導はすべて「ちゃんと飲んでください」だけです。病気ごとに分けてみたからといって、その結果は何のプラスにもなっていません。これも薬剤師がやりがちな大きな間違いです。

　POSを勉強して「プロブレムごとに」ということを理解していても、「ただ分けてしまう」と、何の効果も得られないため、そこで終わってしまいます。そしていつもの通り患者さんが帰られた後、薬歴を書くときになって「Sには何を書いて……」となってしまうのです。つまり、薬歴を書くときになると、「プロブレムごとに」はどこかへ行ってしまっています。これはクラスタリング

がきちんとできていないからです。

　それに対して、クラスタリングがきちんとできていると、アセスメントがしっかりしてくるため、明確にプロブレムを意識できるようになります。さらに、アセスメントが明らかになると、薬剤師としての医療の方向性がはっきりするため、こちらから確認したいこと、もっと知りたいことを質問する機会が多くなります。この**追加の質問**により、さらに大切な情報を得られます。

　次の患者さんは78歳の男性です。若い頃からずっと健康で、医者にかかったことがないのが自慢でしたが、10年前に脳梗塞で倒れ救急車で運ばれました。幸い処置が速く、ほとんど後遺症もなく退院しました。現在では、次の3種類の薬を飲み続けています。

A薬：コレステロールの薬
B薬：血圧の薬（前々回から違う薬に変更になっている）
C薬：抗血小板薬

薬剤師　血圧のお薬、変更になってから2カ月ほどたちますが、いかがですか？

患者　うん。血圧は落ち着いたかな。今日は110/75だったよ。

薬剤師　下がってきましたね。よかったです。何か気になることはございませんか？

患者　うん、大丈夫。調子はいいみたい。

薬剤師の心の声

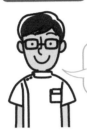

血圧は薬の変更後血圧も下がり
落ち着いている様子だな

その時点でのクラスタリングの様子

血圧の薬変更について
わかったこと

前々回薬変更
血圧は 110/75
落ち着いている

この時点でのアセスメント

血圧の薬変更は OK。
血圧も下がってきたので
大丈夫そう。

薬剤師　　それはよかったです。そのまま飲み続けてくださいね。

患者　　　あ、そうそう、（A薬を指しながら）このコレステロールの薬、知り合いが「飲まないほうがいいよ」って言っていたんだけど、本当？

薬剤師の心の声

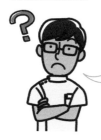

血圧とは別の話（違うクラスター）だなぁ

その時点でのクラスタリングの様子

血圧の薬変更

前々回薬変更
血圧は 110/75
落ち着いている

アセスメント

血圧も下がってきたので大丈夫そう

コレステロールの薬
について

知り合いが
コレステロールの薬は
飲まないほうがいいと
言っていた

情報が増えた
（違うクラスター）

この時点でのアセスメント

知り合いから「飲まないほうがいい」と聞いて、本人はどう思っているんだろう?

薬剤師　どうして飲まないほうがいいとその方はおっしゃっているのですか？
　　　　（追加の質問）

患者　　その人もコレステロールの薬を長い間飲んでいたんだけど、最近、先生
　　　　に言ってやめたらしいんだ。コレステロールは下げないほうがいいっ
　　　　て言うんだよ。癌になりやすくなるって本に書いてあったんだって。

薬剤師の心の声

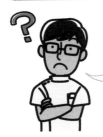

その人の場合は医師も薬をやめ
てよいということだったんだな。
本人もやめたいのかな？

その時点でのクラスタリングの様子

血圧の薬変更

コレステロールの薬
について

この時点でのアセスメント

前々回薬変更
血圧は 110/75
落ち着いている

知り合いから
・コレステロールの薬を
　飲まないほうがいい
・先生に言ったら
　中止になった
・癌になりやすいと
　本に書いてあった
と聞いた

← 情報が増えた

知人は医師も「やめてよ
い」とのことだった。本人
も飲みたくないということ
なのか？

アセスメント

血圧も下がってきたので
大丈夫そう

薬剤師　　そうなんですね。○○さんはそのお話を聞いて、どのように思われま
　　　　　したか？（追加の質問）

患者　　　いや、その人が先生に言ったらやめてよいという話だっていうから、
　　　　　じゃあ私は飲んで大丈夫なのかな……と、不安になっちゃって。

薬剤師の心の声

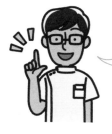

やっぱりそうか、
不安なんだな

その時点でのクラスタリングの様子

血圧の薬変更

前々回薬変更
血圧は 110/75
落ち着いている

アセスメント

血圧も下がってきたので
大丈夫そう

コレステロールの薬
について

知り合いから
・コレステロールの薬を
　飲まないほうがいい
・先生に言ったら中止に
　なった
・癌になりやすいと本に
　書いてあった
　と聞いた
・自分は飲んで大丈夫
　なのか不安

新しい情報

この時点でのアセスメント

先生も「やめてよい」とい
うことで、自分は飲んで大
丈夫なのか不安になってい
るようだ

「あなたは飲まなければな
らない」という根拠となる
情報がほしい
　↓
その知り合いは、既往歴
がなかったのではないか？

追加の情報を予測

薬剤師　ありがとうございます。確かにそんな話を聞くと不安になりますよね。ところでその方は、○○さんのように、脳梗塞や心筋梗塞などを起こしたことがあるのでしょうか？（追加の質問）

患者　　いや、ない。コレステロールが高かったので、念のために飲んでおこうかと言われて飲み始めたらしい。3年くらい飲んでたらしいけど。

薬剤師の心の声

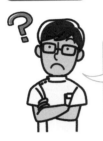

やっぱり既往歴はなしだな。
これなら違いを説明できそう。
コレステロール値も十分低かったのではないかな？

その時点でのクラスタリングの様子

血圧の薬変更

> 前々回薬変更
> 血圧は 110/75
> 落ち着いている

コレステロールの薬
について

> 知り合いから
> ・コレステロール薬は
> 　飲まないほうがいい
> ・先生に言ったら中止
> 　になった
> ・癌になりやすいと本に
> 　書いてあった
> と聞いた
> ・自分は飲んで大丈夫
> 　なのか不安
> ・その知人は脳梗塞などの
> 　既往歴なし
> ・コレステロール値が高か
> 　ったので念のため飲んで
> 　おこうと言われ、3年間
> 　飲んでいた

この時点でのアセスメント

既往歴のない人と、飲む
意味が違うことを理解して
もらえばよいのではない
か？
中止になったのは、コレス
テロール値が十分に低かっ
たからではないか？

追加の情報を予測

アセスメント

血圧も下がってきたので
大丈夫そう

← 新しい情報

75

薬剤師　　そうなんですね。脳梗塞などを起こしたことがなくて、ただコレステ
　　　　　ロールが高いだけで飲んでいる方の場合、ご本人が飲みたくないと言え
　　　　　ばもしかすると先生も「やめてよい」とおっしゃるかもしれません。
　　　　　特に3年も飲んでいたなら、きっとコレステロール値が低かったので
　　　　　はないでしょうか？（追加の質問）

患者　　　そうそう！　よく「俺はコレステロールは低いんだ」って自慢してたね。

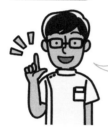

薬剤師の心の声

やはりコレステロール値も低かっ
たようだ。これでその方との違い
を十分説明できるのではないか

その時点でのクラスタリングの様子

血圧の薬変更

前々回薬変更
血圧は 110/75
落ち着いている

アセスメント

血圧も下がってきたので
大丈夫そう

コレステロールの薬
について

知り合いから
・コレステロールの薬は
　飲まないほうがいい
・癌になりやすいと本に
　書いてあった
・先生に言ったら中止に
　なった
と聞いた
・自分は飲んで大丈夫なの
　か不安
・その知人は脳梗塞などの
　既往歴なし
・コレステロールが高かった
　ので念のため飲んでおこう
　と言われ3年間飲んでいた
・コレステロール値も
　低かった　　　　　　　　◀──── 新しい情報

この時点でのアセスメント

やはりその知人はコレステ
ロール値も低かったよう
だ。これでその方との違い
を十分説明できるだろう

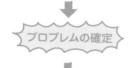

プロブレムの確定

この後、服薬指導へ

薬剤師　やはりそうなんですね。その方の場合、脳梗塞などの既往歴がなくて、コレステロールが高かったため「念のため飲んでおこうか」と飲み始めた薬ですし、３年間飲み続けた結果、コレステロール値も十分に下がっていたため、担当の先生が「本人が希望するならやめてよい」と判断したのだと思います。しかし○○さんの場合、脳梗塞で倒れたことがあるので、やめたらまたいつ血管が詰まってしまうかわかりません。これは必ず飲み続けたほうがよい薬ですよ。

患者　　ああ、そうか。私の場合は飲まなきゃいけない薬なんだね。

薬剤師　はい。その通りです。同じ薬でも、飲む方によって意味が違ってきます。○○さんには、この３つすべてが絶対に必要なお薬です。

患者　　いやね。本当は、あまり薬を飲みたくないんだよ。でも命に関わるなら飲まなきゃいけないね。この３つは私には絶対必要なんだね。

薬剤師　はい。さすが○○さん、その通りです。必ずお飲みくださいね。

患者　　わかった。彼と私では違うものね。うん、ありがとう。きちんと飲むよ。

薬剤師　はい。そうなさってください。お大事にどうぞ。

会話だけでなく、薬剤師の心の声と、頭の中でどのようにクラスタリングしていたのか、それを図示してみました。

この例では、最初血圧の薬が変更になった後、血圧も下がり、特に副作用などの不都合もなさそうという話題が出ました。これが一つのまとまりですね。その後、コレステロールの薬を飲まないほうがよいという知人の話から、自分自身も飲んで大丈夫なんだろうかという不安な気持ちがあったことを話してくださいました。これがもう一つのまとまりです。このように、**得られた情報をクラスタリングしながら頭の中で考えていくようにすると**、先ほどの単に情報を分けただけの例と比べて、**全く違う展開となっている**ことがおわかりいただけるでしょうか。

せっかく会話例を挙げたので、この場合の薬歴がどうなるのかその記載例も書いてみましょう。

記載した薬歴（良い例）

#1　降圧剤変更後安定している。

S）だいぶ落ち着いてきた。

O）今日の血圧は110/75。下がってきた。

その他副作用と思われる症状なし。

A）降圧剤変更はOK。心配なし。

P）それはよかったです。そのまま飲み続けてください。

#2　コレステロールの薬の必要性を再認識してもらう。

S)　知り合いからコレステロールの薬は飲まないほうがいいと聞いたん
　　だけど。癌になりやすくなると本に書いてあったって。私は飲んで大
　　丈夫なの？

O)　その知人は医師に話したところ処方が中止になった。脳梗塞などの既
　　往歴はなく、コレステロール値が高かったため「念のため」と３年間
　　飲んでいた。コレステロール値は低かった。

A)　既往歴がない知人と違い、○○さんの場合は必要な薬であることを理
　　解してもらいたい。

P)　既往歴がない知人の方と違い、○○さんの場合、脳梗塞で倒れたこと
　　がありますので、止めたらまたいつ血管が詰まってしまうかわかりま
　　せんので、これは必ず飲み続けたほうがよい薬です。○○さんには、
　　この３つとも、絶対に必要なお薬ですので、必ずお飲みください。

S₂)　わかった。彼と私では違うんだな。きちんと飲むよ。

Pnext)　次回きちんと飲めたか、また薬識の変化がないかどうか確認し
　　てください。

●本当は薬はあまり飲みたくないのだそうです。

　プロブレムネームの「必要性を再認識する」とは、「すべての薬が自分には必
要である」という薬識を再度形成するということです。ここでは薬識という言
葉は使わずに、具体的に「必要性の認識」という表現を用いています。結局こ
の服薬指導のメインテーマは薬識だったわけです。

　最後に「本当は薬はあまり飲みたくない」という情報を、SOAPとは別に、
箇条書きで加えてあります。これはこの方の薬識の基本をなす考え方で、将来
大きなヒントになるかもしれないために書き加えておきました。

アセスメントを育てる

▷ アセスメントは更新するもの

　さて、クラスタリングがしっかりできている例を示しましたが、図の右側に「この時点でのアセスメント」を明記してみました。この、**その時々で自分がどのようにアセスメントしているのかを意識することが、「頭の中をPOSにする」ためにとても重要なところ**になります。そして情報が増えるたびに、アセスメントをし直すのです。そのたびに情報が増えていきますから、アセスメントはだんだん変わっていくはずです。これを私は「**アセスメントの更新**」または「**アセスメントを育てる**」と呼んでいます。そう。**アセスメントとは、情報がすべて集まってから考えるのではなく、一つ情報が手に入るたびに、更新していくものなのです。**

▷ プロブレムを想定する

　それでは、「アセスメントの更新」とは具体的にはどうすることなのか、その手順を説明しましょう。

　まず、服薬指導を始めるにあたり、手持ちの情報からプロブレムになりそうなテーマを探します。手持ちの情報とは、処方せん、過去の薬歴、問診情報、など、その患者さんについての手持ちの情報すべてです。

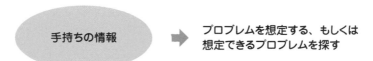

　最初はヒントを求めて患者さんとお話しします。過去の薬歴にヒントがある場合は、そのヒントを掘り下げることで今日のテーマ（今日のプロブレム）を探していきます。患者さんのほうから何か質問をしてくださった場合などは、それが大きなヒントになります。

この「プロブレムを想定する」とは、言葉を言い換えると、その時点でのアセスメントを頭に思い描くことを意味しますので、「アセスメントの想定」と言っても同じことになります。

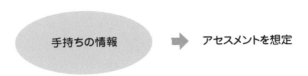

▶ 必要な情報を集めます

　ある程度プロブレムが想定できたら、次に必要な情報を集めます。具体的には質問していきます。「想定したプロブレムがもし正しいなら、こういうことがあるはずだ」ということを、こちらから質問していくのです。そしてその質問の答えを得ることができたら、手持ちの情報が一つ増えることになります。答えを得たら、今、手持ちの情報すべてからわかることを、再度アセスメントをし直します。

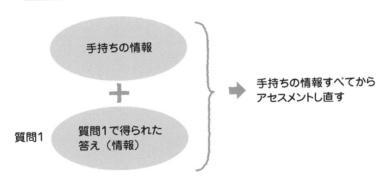

▶ 新しい情報を得るたびにアセスメントを更新する

　これを、質問するたびに繰り返していきます。このように、毎回情報を得てアセスメントを更新していくことを、私は「アセスメントを育てる」と呼んでいるのです（図4）。

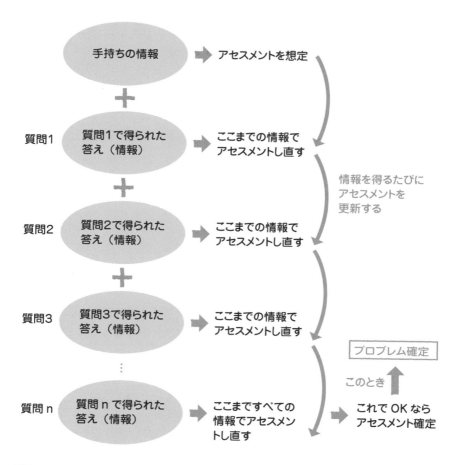

図4　アセスメントを育てる
質問により情報を入手するたびにアセスメントし直し、順次アセスメントを更新していくこと

　このように、アセスメントを更新しながら、「これでOK」、「これだけの確証があれば、説得力を持って指導できる」と思えるところで、アセスメントが確定し、その時点でプロブレムが確定します。この「アセスメントを順次更新していって、もう大丈夫というところで確定する」という思考回路が、「頭の中をPOSにする」ということなのです。

SOAP

さて、アセスメントを更新しながら、どこでプロブレムを確定とするのか、そのガイドとなるのがSOAPです。SOAPで目の前の事象を考え、S、O、A、Pのバランスがとれて、全体のつじつまがぴったり合った時点でプロブレム確定となります。このように、**SOAPのバランスで情報の過不足を見極めながら、アセスメントを更新していく考え方が「SOAPで考える」ということ**になります。

▶ SOAPとは

それでは、そもそもSOAPとは何なのか、そこからお話ししましょう。次の表3を見てください。

表3 SOAP

S（Subjective Data）
主訴（そのプロブレムに着目したきっかけとなる患者さんの言葉）
O（Objective Data）
所見（薬剤師の目から見た患者さんの様子や薬識） Aの根拠となる事実。Aと考えた証拠。
A（Assessment）
SやOをどのように捉えたのか、どう考えたのか （「P＝実施したケア」をやろうと思った理由）
P（Plan）
アセスメントに基づきプランニングしてその場ですぐに実行したケア

まず、**Sは主訴、Oは所見**です。POSの専門書には「主観的情報」、「客観的情報」と書いてあるかもしれませんが、それは忘れてください。あくまでも主訴と所見です。なぜかというと、前者のような言い方をすると、その情報自体が主観的なものなのか、客観的なものなのかで悩んでしまう人がいるからです。実は情報そのものが主観的か客観的かを区別することに意味はほとんどありません。そうではなくて、患者さんが思っていること、患者さんが訴えてい

ることがSで、検査所見も含めて、医療者の判断のもとになる患者さんの現状がOなのです。ですから、Sは主訴、Oは所見と覚えてください。ただ、実際にSOAPで考えていくときには、**Sが「そのプロブレムに着目したきっかけとなる患者さんの言葉」**であることが多いです。また**Oは「Aの根拠となる事実、またはAと考えたその証拠」**と捉えるとわかりやすいと思います。

SOAPは構造としては、SとO、AとPに分かれます。SとOが「患者側」の情報、AとPが「医療者側」の情報（判断と行動）となります。まずこれが基本的な構造となります（図5）。

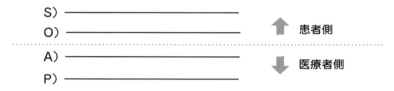

図5　SOAPはSとO、AとPに分かれる

▶ O→A→Pの論理的な流れが重要

この中で、「プロブレムの確定」を判断するために大切なのは、O→A→Pの流れです（図6）。ここが必要十分に揃っていれば、プロブレムは確定となり、頭の中でSOAPが出来上がることになります。私はこれを「**SOAPのバランス感覚**」と呼んでいます。論理的にしっかりと説明できることなのですが、実務においてはキーとなるO情報が得られた段階で「これでOK」とパッとわかる必要がありますので、私はあえて「感覚」という言葉を使っています。

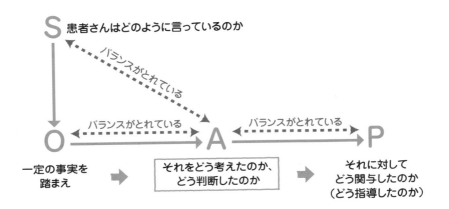

図6　S、O、A、Pの関係

　SOAPのバランス感覚については、その訓練方法である「SOAP遊び」の解説をした『SOAPパーフェクト・トレーニング』と『同Part 2』（ともに診断と治療社）がありますので、詳しくはそちらをご参照ください。

　さて、O→Aの関係は、「そのアセスメントが成り立つと考えた根拠となる事実がO」ということになります。SはOの補助的な位置づけと理解しても問題ないでしょう。核になるのはOですが、「このような痛みを患者さんが訴えている」というようなS情報が、Aを裏付けるようなケースもあります。また、時にSとOが一見食い違っていることがあり、その「食い違いがある」ということ自体に意味がある場合もあります。いずれの場合も、SとOの双方が、Aとどのようにバランスがとれているのかと考えればよいと思います。

　そしてA→Pの関係については、AとPがしっかり関連している必要があります。ここでは、Aで考えたことがPできちんと解決しているかどうかを意識してください。その場で結果がすぐ出るわけではないプロブレムも多いとは思いますが、少なくとも解決に向けて正しい方向性のアプローチでなければ、「バランスがとれている」とは言えないと思います。特に気を付けなければならな

3　薬歴が信じられないくらい速く書けるようになるために

85

いのは、Aで一定の判断をしているのに、Pで何も行動していない場合です。それでは、バランスがとれているとは言えません。例えば「この薬はこの患者さんには合わないのではないか（A）」と考えたなら、「医師に疑義照会をして薬の変更を提案する（P）」という行動が伴わなければおかしいはずです。このPがなければ、Aはおかしいということになります。このように、A→Pの関連にも気を配ってください。

薬剤師にとっての初期計画

▶ POSの基本3要素

さて、本家本元の医師向けのPOSには、その構成要素として次の3つの要素があります。

> POSの3要素
> ①初期計画
> ②経過記録
> ③オーディット

この中で②の「経過記録」の部分が、この本で取り上げている日々の医療とその記録についてですので、ここではそれ以外の要素について考えてみたいと思います。

▶ 初期計画とは最初に立てる大まかな計画

まず最初に、初期計画についてどのように考えればよいのかを述べます。

日野原重明先生の『POS─医療と医学教育の革新のための新しいシステム』（医学書院）によれば、初期計画は一つ一つのプロブレムに対して、それぞれ、

①診断計画（diagnostic plan）
②治療計画（therapeutic plan）
③教育計画（educational plan）

を立てると書いてあります。医師が初めて患者さんと出会ったときに、どのように診断していくのか、どのように治療していくのか、患者さんに対してどのように指導をしていくのか、それを最初に大まかに計画を立てるのです。これが初期計画です。

　もちろんこれは医師の初期計画ですから、薬剤師向けに応用する場合には少し変更する必要があるでしょう。ただ、現実の医療現場で薬剤師が関わる場合、単にその内容を薬剤師向けにアレンジするというだけでは、薬剤師の医療を向上させるような、そして実務の中で本当に役に立つような「薬剤師のPOS」を実践することができるとは思えないのです。そこで私は長年のPOS教育と、実際の薬局の現場を指導してきた中で、どのように応用するのが一番よいのか考え続けてきました。

▶ 薬剤師には、必ず初回服薬指導が必要である
　薬剤師に応用するにあたり大切なのは、実務において、薬剤師はいったい何をやっているのか、その具体的な医療行為の把握です。医師の処方せんを受け取ってから医療が始まる薬局薬剤師の場合は特に、一番最初に処方薬について一通りの説明をする、「初回服薬指導」が必要です（→p.25）。そして、医師の初期計画のようなケアプランを、新患が来るたびに業務の中で実際に取り入れていくことは、非常に難しいと思われます。

　実は私自身も、20年ほど前には「服薬ケアプラン」という名前で、薬剤師にとっての初期計画を取り入れることを提案していました。しかし、この「服薬ケアプラン」が実際に役割を果たすことはできませんでした。なぜなら、かなりの時間と労力をかけて「服薬ケアプラン」を立てたとしても、その後継続してそのプランを実行していくことはほぼ不可能だったからです。薬物治療は医

師の処方せんによって規定されるため、処方が変われば、またすべてやり直しになってしまいます。また、治療方針そのものは医師が立てるものですから、薬剤師が薬物治療に対するケアプランを別途立てたとしても、それが活かせるケースは少なかったということもあります。それにそもそも、忙しい実務の中で、患者ごとに「服薬ケアプラン」を立てるという余裕がありませんでした。理想としてはすばらしいと思うのですが、実際に活用できることはありませんでした。

▶ 薬剤師の医療においては初回服薬指導を初期計画の代わりに位置付ける

その結果、私は一つの結論に達しました。それは、「初回服薬指導」を薬剤師の初期計画として位置付けてはどうかという提案です。医師のPOSにおける初期計画とは意味合いはずいぶん異なりますが、薬剤師の医療の実態に則した考え方だと思います。そして「服薬ケアプラン」が立てられた患者さんに対しては、初回服薬指導の中でアセスメントとともにそれを明記し、2回目以降の経過記録につなげていくのです。そうすれば当初の理想を損なうことなく、実務に沿った薬剤師のPOSを構成できると考えました。つまり、すべての患者さんに一律に「服薬ケアプラン」を立てるのではなく、基本は初回服薬指導に置き、患者さんからの投げかけや、その場の薬剤師の判断に基づき、「服薬ケアプラン」を立てることができた場合のみ、それを初回のプロブレムに取り上げるということです。このようにすることが、薬剤師の医療における初期計画において妥当な応用ではないかと考えたのです。

薬剤師にとってのオーディット

それでは、オーディットは薬剤師の医療においては、どのような扱いになるのでしょうか。これについては、私は「症例検討会」という形で実務の中に取り入れることを強く推奨しています。「症例検討会」では、例えば過去1週間のうち、自分が担当した患者さんの中から、いくつかの症例を取り上げ、その患者さんに対して、どのように考え、どのように指導を行ったのかを他の薬剤

師に示します。そしてその患者さんの薬物治療の様子を薬局全体で共有するとともに、必要なら意見をもらい、質的向上に役立てる話し合いを持つのです。このような場を持つことで、薬局としてのレベルが向上していくのだと思います。

　私は常々、「症例検討会は、できればやったほうがよいものではなく、必ずやらなければならないものである」と話してきました。それは、特に複数の薬剤師が在籍する薬局において、薬局としての医療レベルを向上させるために必須であると考えるからです。これは「かかりつけ薬剤師」として担当が決まっている患者さんかどうかにかかわらず、必ず行ってほしいと思います。なぜなら、担当が決まっていない患者さんであるなら、現状をすべての薬剤師が共有し、次に誰が担当しても、継続的なケアができるようにすべきですし、もし担当が決まっているならば、一人では気付けないような知恵を仲間からもらうことで、医療の内容をよりよくしていくことができるからです。いずれにせよ、症例検討会を行って、医療レベルの向上に努めているということが、とりもなおさず、単なる"お薬お渡し所"ではないということの証明になるのではないでしょうか。淘汰されてもよい薬局なのか、それとも地域になくてはならない存在なのか、その違いもこのあたりに現れてくると私は考えます。

{ 3. プロブレムとプロブレムリスト }

　POSを語るにあたっては、その名前の由来でもあるプロブレムについて解説しないわけにはいきません。まして、これまで述べてきたように、薬剤師の多くがPOSを「SOAPで薬歴を書くこと」と誤解しているのであるならば、その誤解をぜひ解いてもらうためにも、プロブレムの理解は絶対必要でしょう。

　プロブレムリストは本来ならばPOSにはなくてはならないものですが、実際にプロブレムリストを備えた薬歴は、日本全国を見渡しても、ごくわずかです。そんなプロブレムリストについてもぜひとも理解を深めてください。

プロブレムは着目点

▶ 着目点を明記することに意味がある

　プロブレムとは、医療者として着目した点のことです。既に述べたように、薬歴においても、必ず記録すべき事柄だと私は考えています。Problem Oriented に患者さんを見ていくことが「POSで考える」ことですから、「何について着目したのか」というのは、最も大切なところではないでしょうか。これを明記することは、記録としての意味ももちろん大きいと考えますが、「自分自身がいったい何に着目したのか」をそのたびに言語化すること自体も、大変意味のあることだと考えています。なぜなら、初めは「こういうことだろう」と大まかにプロブレムを想定してみて、O情報を丁寧に集めながらアセスメントを育ててみたら、プロブレムの中心が、当初の目論見とは微妙に違っていたということがよくあるからです。その場合、記録に明記するようにすると、アセスメントとプロブレムネームの食い違いがひと目でわかるので、その場で修正をかけることができるようになります。このように、毎回プロブレムネームをしっかりと付けるだけで、ケアの質的向上をもたらすことができるのです。

▶ プロブレムはマイナスの「問題点」だけではない

　ここで誤解されることが多いのが、プロブレム（問題点）という言葉のイメージです。「何か問題のあるところ」のことだと考えられがちですが、マイナスの問題点とは限りません。着目点なので、患者さんの様子から、「今の状態でよい」、「薬物治療はうまくいっている」と考えることもプロブレムなのです。例えば、副作用に着目して、「副作用は出ていない（O）、大丈夫（A）」というのもプロブレムですし、「運動が習慣になり、HbA1cが下がってきた（O）、よい感じである（A）、この調子で続けてほしい（P）」というのもプロブレムです。この誤解を解くだけで、プロブレムを探すのがとても楽になるのではないでしょうか。もしプロブレムを「何か問題のあるところ」と捉えていたならば、ぜひその考えを改めてみてください。**プロブレムとは着目点のこと**です。

▶ まずはプロブレムを意識することから

　プロブレムの中心はＡに現れます。したがってＡを見れば、その薬剤師がどのようなプロブレムを想定していたのかがわかります。逆にＡがないということは、プロブレムを全く想定していない証拠となります。**まずは「プロブレムを意識する」ことから始めましょう。**

　「プロブレムを意識する」とは、「今日は何について指導しようか」と、指導すべき事柄を探すことです。「なんだ、それならいつも考えているよ」と言われるかもしれません。そうなのです。それほど特別なことをしろというわけではないのです。結局のところ「今日はこの患者さんに何を指導しよう」ということを考えているだけです。ではプロブレムを意識している場合と意識していない場合とで何が違うのでしょうか。

　それが既に述べた「プロブレムごとに考える」こと、つまり「クラスタリング」です。思いつきですぐに指導を始めてしまう（「思いつき指導」→p.96）のではなく、きちんと情報をアセスメントしながら、クラスタリングをしていくのです。それがプロブレムを意識して今日指導すべきことを探す正しいやり方なのです。

▶ プロブレムごとにSOAPで考える

　プロブレムを想定せず、ただSOAPに分けて書くだけの薬歴の場合、本来なら複数のプロブレムにクラスタリングされるべき情報が、一つのSOAPの中に混ざってしまっていることがほとんどです。そもそも「プロブレムごとに」きちんとクラスタリングしていれば、プロブレムが混ざったSOAPはあり得ません。しかし現実の薬歴ではたくさん見かけます。これが「POSが正しく理解されていない」証拠なのです。プロブレムが混ざっていると、その内容についてひと言で表現することは不可能なので、うまくアセスメントを書けないはずです。これは単に「アセスメントが書けない（難しい）」ということではなく、そもそも患者さんを見る着目点、思考方法が間違っているからなのです。プロブ

レムを意識することの大切さ、そして正しいPOSの考え方を、よくよく理解してください。

プロブレムは職種ごとに違う

▶ プロブレムは自分が責任をとれることを取り上げる

　プロブレムは、同じ患者さんであっても、職種によって違います。なぜなら、それぞれの職種にそれぞれの専門分野があり、それぞれの専門の範囲で取り上げるべきプロブレムが異なってくるはずだからです。この職種によるプロブレムの違いを理解せず、机上の空論でプロブレムを立ててしまうと、自分の責任でプランを立てられなくなります。自分で責任を持って解決できないことを、プロブレムとして取り上げてはいけません。これも絶対に忘れないでください。

▶ 薬剤師が病名そのものをプロブレムとして取り上げることはない

　例えば「高血圧」というプロブレムを立てたとしましょう。このプロブレムを薬剤師の責任において、どのように解決するのでしょうか。患者さんの「高血圧」を改善するための方策をいろいろ考えることはできるかもしれませんが、一番肝心の処方薬を選ぶことはできません。私たち薬剤師は、医師が処方決定を行い、処方せんを発行した後にその患者さんに関わるのです。仮に処方薬がその患者さんにふさわしくないと考え、疑義照会で他の薬への変更を提案するにしても、プロブレムの中心は「高血圧」ではなくて、「この患者さんには他の薬のほうがふさわしいのではないか」という点にあるはずです。そしてプランは「薬の変更」ではなくて「医師への問い合わせ」あるいは「医師への提案」となります。つまり、チームとして患者さんの「高血圧」改善のために、一緒に働いていることは間違いありませんが、薬剤師のプロブレムの中心は「高血圧」そのものではないのです。通常、薬剤師が病名そのものをプロブレムとして取り上げることはありません。これは覚えておくとよいと思います（実は医師の世界でも、病名をプロブレムとして取り上げるのはあまりよくないという意見があります。プロブレムの考え方を詳しく学ぶには大切なところですが、

本書は薬歴が主たるテーマですので、これ以上深入りするのは避けたいと思います）。

▶ 薬剤師にふさわしいプロブレムかどうかはプランによっても違う

　こんなこともありました。ある薬剤師会の講演の後、聴講者から次のような質問をいただきました。「古いスタチン剤を何年か飲んでいる患者さんで、なかなかLDLコレステロール値が下がらず、食事や運動のことばかり医師に言われていました。私はストロングスタチンを使ったほうがよいと考えています。これは薬剤師の判断ということでAに記載してよいのですよね？」。そこで私が「それで問い合わせはしたのですか？」と尋ねたところ、「以前一度問い合わせましたが、そのまま出してくれという返事でしたので、今回は聞いていません」ということでした。「なぜ、そのままなんでしょう？」と聞くと、「それはわかりません」。「で、今回は患者さんにはどのように話されたのでしょうか？」と聞くと「本当はもう少し強い薬があるので、そちらを飲んだほうがよいのですがねぇ……と話しました」ということでした。また、「その患者さん肝機能はいかがですか？」と聞いてみても、「それもわかりません」という回答でした。

　結論を言うならば、これは明らかに薬剤師が立てるべきアセスメントではありません。なぜなら薬を決定するのは医師であり薬剤師ではないので、「薬を変えたほうがよい」というアセスメントに対して、薬剤師では責任ある行動がとれないからです。唯一「医師に問い合わせをして薬の変更を提案する」というプランとセットであるなら、薬剤師のアセスメントとして成り立ちますが、それは以前否定されているということでした。問い合わせすらしていない状況で、このアセスメントは大変無責任だと思います。また、ストロングスタチンは肝臓に負担がかかる薬が多いため、もしかすると肝機能が悪くて医師が避けているのかもしれませんが、その点についても情報収集すらできていません。情報不足でもありますね。

　このケースではそもそもプロブレムが意識されておらず、SOAPで考えてい

ないのだと思います。単に「もっと強い薬を使えばよいのに」と思っただけの
ことでしょう。これではアセスメントとは言えませんし、プロブレムとも言え
ません。単に思いついただけならば、それは医療行為とは言えないのではない
でしょうか。まして患者さんに対して「本当はもっとよい薬がある。あなたの
飲んでいる薬はあまりよくない」と言いながら薬を渡すというのは、無責任極
まりないと思います。「プロブレムが成り立つかどうかは、どんなプランとセッ
トになっているのかによっても異なる」ということを覚えておきましょう。

プロブレムの広さ

▶ プロブレムの広さはPOSを実践するためには最重要なテーマである

　プロブレムには広さがあります。そのプロブレムをどのくらいの広さで捉え
るのかによって、アセスメントもプランも、そしてそれに見合う必要な情報の
範囲も全く違ってきます。したがって、薬剤師がPOSを本格的に使いこなすた
めには、このプロブレムの広さについて理解を深めることが非常に重要です。
私たちは常に、適切な広さでプロブレムを捉えないと、患者さんへの最善の医
療（best patient care）を行うことができません。特に医療施設としての薬局
全体での「医療の質」を考えるとき、所属する薬剤師全員で、ある程度プロブ
レムの概念を共有できることはとても大事です。症例検討会においても、薬剤
師全員がしっかりとProblem Orientedに患者さんを見ることができるようにな
ると、議論の多くはプロブレムの広さが適切かどうかになってくるはずです。
したがって、プロブレムの広さに関する議論は、POSを実践するにあたっては
最重要のテーマであると言っても過言ではありません。

　しかし本書は、もう少しPOSの入り口にあたる薬剤師の皆さん向けに、正し
くPOSを理解して、POSを正しく活用していただきたいというのが主旨です
ので、その議論にあまり深入りすることなく、基本的な考え方を押さえておき
たいと思います。

▶ 具体例１－広くとった場合

　例えば、目の前に血糖降下剤（糖尿病の薬）を処方された患者さんがいるとしましょう。もし「糖尿病」というプロブレムを取り上げたとすると、非常に範囲が広くなります。「糖尿病」の治療のためには、薬物療法のみならず、食事療法、運動療法など様々なテーマがあります。これでは広すぎて、アセスメントすらうまくできません。前述した「病名はプロブレムとして取り上げない」というのは、このように、プロブレムの広さが広すぎて、責任あるアセスメントやプランが立てられないからなのです。

▶ 具体例２－少し狭くとった場合

　それではもう少し狭くとって、薬剤師のプロブレムとして「糖尿病の薬物治療」としたらどうでしょうか。少なくとも「糖尿病」よりは薬剤師らしいプロブレムのような気がしますよね。でも私はまだ広すぎると思います。なぜなら「糖尿病の薬物治療」だけでは、患者さんの病態や既往歴、家族歴などからどのような薬が適切なのかというような話も、このプロブレムに含まれてしまいます。そしてそれは薬剤師が判断することではなくて、医師が判断することですから、薬剤師が責任をもって取り上げることができる範囲を超えています。まだ広いんですね。

▶ 具体例３－もう少し狭くとった場合

　それでは、あまりきちんと薬を飲めていない患者さんから「できれば薬を飲みたくない」という話を耳にして、その理由をよく聞いてみたら、「低血糖が怖い」ということがわかったとします。この場合のプロブレムは「低血糖への恐れによる服薬困難」あたりでしょうか。あるいは、「血糖値が高いとどうしていけないのか」と患者さんから質問され、合併症が起こる可能性があることや、もしそうなるとどのようなことになるかを詳しく説明し、理解してもらったとします。この場合のプロブレムは「不十分な合併症への理解」あたりでしょうか。これらは薬剤師のプロブレムの取り上げ方としては適切だと思います。なぜなら、今目の前の患者さんの状態に即して取り上げたプロブレムですので、

薬剤師の責任において、しっかりと解決に向けてアプローチできるからです。

　このように、プロブレムとして取り上げるべき広さは、その時々の患者さんの理解度、認識などにより変わってきます。患者さんの現状に合わせて、適切な広さのプロブレムを取り上げることが、的確な服薬指導につながり、患者さんの満足度を得ることになります。プロブレムの広さがとても重要であることが、ご理解いただけたでしょうか。

薬局薬剤師のプロブレムの取り上げ方

　次に、主に薬局薬剤師が提供する医療の質をより向上させるために気を付けるべきプロブレムの取り上げ方を述べておきたいと思います。これは、ある意味アレンジの部分ですが、本書のメインテーマである薬歴という観点からとても大事なところとなります。

▶ 思いつき指導はアセスメントしていない

　既に、はずした服薬指導をしてはいけないと話しました。では、はずした服薬指導をしている薬剤師は、どのようにして「何を指導するのか」を選んでいるのでしょうか。多くの場合、患者さんの話の中から、副作用の話題が出てくれば副作用の話、飲み合わせの話が出てくればその話と、その会話の中のなんらかのヒントから思いついた事柄をそのまま指導しているのではないでしょうか。これを私は「思いつき指導」と呼んでいます。では、思いつき指導ときちんと組み立てた服薬指導に、どのような違いがあるのでしょうか。それは、アセスメントしているかどうかという点が異なります。思いつき指導では、会話の中から思いついたことをいわば反射的に指導しているので、アセスメントを全くしていません。アセスメントしていないため、プロブレムを構成できません。SOAPで考えていないので、当然SOAPもできていません。つまり思いつき指導では、Problem Orientedに服薬指導を組み立てられないのです。

　もちろん、思いつき指導であっても指導は指導なわけですが、実は思いつき指導では、患者さんの気持ちにピッタリとハマった服薬指導はできません。なぜなら、思いついたところで自分の中にあるひも付きの知識をすぐに並べてしまい、患者さんの現状を把握したり、患者さんの気持ちを確認したりすることなく指導してしまうことがほとんどだからです。つまり、思いつき指導では患者さんの情報量が圧倒的に足りないのです。特にアセスメントの根拠となるべきO情報が足りないことが多いです。O情報は、多くの場合アセスメントを想定したうえで、こちらから質問して聞き出すため、その過程を経ずに指導を始めてしまった場合、O情報が欠けた状態になります。患者情報が足りなければ、正しい服薬指導を期待できません。つまり思いつき指導では、はずした服薬指導になってしまうのです。

▶ 思いつき指導は指導する事柄が多くなりすぎる

　思いつき指導では、思いついたことを思いついたままにすべて指導してしまうため、指導する事柄がとても多くなることがほとんどです。これはいくつかの弊害があります。一つにはあれこれたくさんの事柄を指導しても、患者さんはほぼ覚えて帰ってくれないということです。自分は指導したつもり（もしかすると薬歴にも記録されている）なのに、患者さんは何も理解していないことになります。これはよくないですね。まだあります。慢性疾患の患者さんならば、長い間病院に通っているはずです。そのたびに思いつき指導をすると、毎回同じようなことの繰り返しになってしまいます。患者さんにとっては「またいつもの話だ」と思うだけで、やがて真剣に聞いてもらえなくなるでしょう。薬剤師としての影響力が非常に弱くなります。少なくとも服薬ケアの大きな目標である「自立した服薬行動のための行動変容」は望めないと思います。さらに言うなら、前述の情報不足とも関連しますが、患者情報が不十分なまま思いつきで指導するため、患者さんの実際とは違う事柄が混ざってしまう可能性が高くなります。するとどうなるでしょう。患者さんにとってみれば、自分はそんなことをしていないのに「注意してください」などといろいろ言われると、

不愉快な気持ちになり、全く言うことを聞いてくれなくなります。「影響力が弱い」どころではなく、指導することで逆効果になってしまうのですね。

このように、思いつき指導には、様々な弊害があります。ではどうしたらよいのでしょうか。

▶ プロブレムはできるだけ一つに絞る

その答えが「プロブレムはできるだけ一つに絞る」ということなのです。これはオリジナルのPOSの考え方ではありませんが、薬局薬剤師がPOSを正しく応用して取り入れるためには、とても大切な工夫だと私は考えています。

患者さんと話すかなり早い段階から、プロブレムの優先順位を意識して、早めにプロブレムを絞ることができれば、その後はそのプロブレムに関しての質問ばかりになるため、得られる患者情報が格段に多くなり、アセスメントの質が高まります。そして患者さんの気持ちにピッタリ合った服薬指導を短時間に構成することができるようになります。この「短時間に、質の高い服薬指導を組み立てる」ところがとても大事だと私は思います。良い服薬指導をするためなら、際限なく時間をかけてもよいというのは間違いです。限られた時間の中で質の高い医療を行うのがプロと言えるでしょう。「プロブレムはできるだけ一つに絞る」ことを強く意識してみてください。

▶ 一つに絞るつもりでも2つ3つになってしまうこともある

しかし実際には「プロブレムを一つに絞る」ことを意識して服薬指導を組み立てていても、2つあるいは3つのプロブレムを扱わざるを得ないことがあります。それは、一つのプロブレムをしっかりと理解してもらうために、それに付随もしくは関連する他の事柄（プロブレム）を、どうしても説明するしかない場合があるからです。そのようなときは薬歴の記録には、そのプロブレムの数だけSOAPが書かれることになります。

プロブレムリスト

　着目したそれぞれのプロブレムには、それぞれ何に着目したのかをひと言で言い表す「**プロブレムネーム**」を付けます。そしてそのプロブレムネームだけを時系列に集めてリストアップしたものを「**プロブレムリスト**」と呼びます。

▶ 薬剤師の薬歴にプロブレムリストは存在しない!?

　POSを実践するにあたり、**本来プロブレムリストは絶対に備えなければならないもの**です。それくらい大切なものですが、既に触れたように、現在SOAPで薬歴を書いている薬局でも、プロブレムリストがきちんと備わっている薬局は、数えるほどしかないというのが実情です。これはせっかくのPOSの効果を半減させてしまう由々しき事態ですので、何としても正しくプロブレムリストを取り入れてください。

　そこで、なぜプロブレムリストを備えないと、POSの効果を半減させてしまうのか、その理由を考えるため、プロブレムリストのメリットをまとめてみたいと思います。

▶ 過去の指導内容を一覧で把握できる

　プロブレムリストが存在するメリットは、**患者さんがこれまでどんなプロブレムを見出されてきたのかを、一覧でサッと把握できる**ことです。つまり**サマリーの役割**をしてくれます。これは実際、大変便利な機能です。忙しい最中に過去の記録を何回分もさかのぼって確認することは、なかなかできることではありませんが、プロブレムリストをサッと見るだけで、過去の来局時に、どのようなテーマで指導をしたのか、それが全部（通常1～3年分ほど！）把握できます。この機能が一つあるだけでも、薬歴として大変大きな価値を示してくれるはずです。

▶ 過去の記録の目次の役割を果たす

　そしてもし、その中で気になるところがあれば、その日の薬歴だけ開いてみましょう。非常に短時間で、過去の指導記録を必要なところだけ選んで参照できます。つまり、目次の役割を果たすのです。電子薬歴の場合は、プロブレムリストからワンクリックで目的の記録に飛べれば非常に便利ですし、紙薬歴の場合は、この目次がないと、過去の記録をピンポイントで参照することは、事実上不可能と言っても過言ではないでしょう。

▶ 同じテーマの記録のみ抜き出すことができる

　そしてこれは、電子薬歴でこのような機能があればという限定付きになりますが、同じテーマの記録のみを抜き出すことができます。これを私たちは「串刺し」機能と呼んでいます。「串刺し」機能とは、同じプロブレムネームの記録だけを抜き出して、一覧できるように時系列で並べてくれる機能のことであり、大変便利な機能です。POSを取り入れている病院の電子カルテには、大抵この機能はついていますが、薬局向けの薬歴ソフトでは、できないものも多いようです。

▶ 電子薬歴ソフトを選ぶ場合の注意点

　電子薬歴の場合、その薬歴ソフトそのものに機能が搭載されていなければ、どんなに志が高くても、できないものはできません。現状プロブレムリストがある薬局は非常に少ないと書きましたが、それを反映してなのか、そもそも薬歴にプロブレムリストを書くことができないソフトが少なからず存在します。私は、そのようなソフトは絶対に採用すべきでなく、もし今使っているソフトがそのような仕様なら、どれほどお金をかけても入れ替えるべきだと思います。なぜなら、本書の冒頭でも述べた通り、これから薬局は淘汰の時代に巻き込まれていきます。現場の薬剤師が医療の質を高めようと努力しても、プロブレムリストを書けない薬歴を使っている限り、その薬局はその点において質的向上を図ることができないからです。限りなく淘汰される側になる可能性が高いといえるでしょう。薬歴の入れ替えに何百万円かかったとしても、薬局そのもの

が淘汰されてしまうよりはよほどよいのではないでしょうか。

　プロブレムリストがないこと以外に、薬歴ソフトを選ぶ際に気を付けるべき点として、「串刺し」機能がない場合が挙げられます。「串刺し」機能がないと、せっかくのPOSの利点をみすみす捨てることになるため、こちらもぜひチェックしてください。あとは複数のSOAPを立てることができること、それぞれのSOAPにプロブレムネームを付ける欄があること、そしてプロブレムネームが付いていれば、自動的にプロブレムリストを作成してくれることなどが最低条件だと思われます。

　いずれにしろ、繰り返しになりますが、==プロブレムリストは絶対に必要==です。今は作成していなかったとしても、これからプロブレムリストを備えるようにしましょう。

　さて、実際にプロブレムを明記した薬歴を書くようになると、薬局内でプロブレムを共有することによる、大きな効果が現れてきます。しかしその効果を効率よく発揮させるためには、いくつかの留意点があります。せっかくですので、そこまで述べておきます。

プロブレムを共有する場合の留意点

　多くの薬局は複数の薬剤師が在籍しています。複数の薬剤師がランダムに対応する場合、薬剤師ごとに取り上げるプロブレムの広さがバラバラだと、プロブレムを共有することが難しくなってしまうケースがあります。また、これは地域での医療チーム内で共有する場合にも同じようなことが起きる可能性があります。その点についても触れておきましょう。かかりつけ薬剤師が決まっており、必ず同じ薬剤師が対応する場合は、それほど問題にならないのではないかと思われがちですが、実はそうではありません。結局この==プロブレムの共有が、薬局として医療の質を向上させていく==ことになるのです。そのように考え

てください。

▶ 薬局内でのプロブレム共有

　まず薬局内でプロブレムを共有する場合についてです。毎回しっかりとプロブレムネームが付けられるようになってくると、前述のように、プロブレムリストを見るだけで、過去その患者さんにどのようなエピソードがあったのかがひと目でわかるようになってきます。これはPOSを用いる大きな効果です。ところが、ある薬剤師と他の薬剤師が、ほぼ同じような患者さんの状況について、違うプロブレムネームを付けてしまった場合どうなるでしょうか。他の薬剤師が書いたプロブレムをよく見ることなく、なんとなくプロブレムネームを付けてしまった場合、その文言の違いから、本当は同じようなプロブレムを取り扱っているにもかかわらず、パソコンは「違う」プロブレムであると判断し、過去の記録のチェックが漏れてしまうということが起こります。これは大変大きなマイナスとなります。電子薬歴を採用している薬局で、プロブレムリストの「串刺し」機能を用いて過去の同じプロブレムの記録を一覧する場合、違うプロブレムネームが付いていると、同じプロブレムとして挙がってきません。手書きのリストなら、ある程度の違いであれば、読み手が判断して目を通すことができますが、パソコンの場合、一文字違っただけでも「同じ」とは判断してくれません。

　では、それを避けるためにどうすればよいのかというと、「こういうケースでは、このようなネーミングでプロブレムを取り上げている」ということを、常に互いに話し合い、ある程度同じ状況の場合は同じプロブレムネームを付けられるようにしておく必要があります。実はこれが症例検討会を必ず行わなければならない理由の一つなのです。

▶ 地域のチーム医療内での共有

　同じことが地域のチーム医療におけるプロブレムの共有の場合にも起こり得ます。在宅医療をやっている薬局は、担当者会議が開かれているはずですので、

会議には出席してください。そしてその中でどのようなプロブレムの捉え方をしているのか、医師や訪問看護師とよく話し合ってほしいと思います。

　以前ある学会でこんな話を聞きました。ある在宅専門医がPOSを採用していました。担当者会議で、患者さんの情報共有のあり方を話し合っている際に、医師からの提案で「プロブレムリストを共有しよう」ということになったそうです。訪問看護師も病院時代にPOSだったため、提案に応えてすぐにプロブレムリストを作成し、提出しました。ところが訪問薬剤師の薬局はプロブレムリストがなかったうえに、プロブレムリストとは何かを知らなかったため、会議の席で「なんですか？　それ？」となってしまったそうです。その場では「これから書いてくれればよい」ということで収まりましたが、指導そのものがProblem Orientedではないため（つまり、前述の思いつき指導をしていたということ）、「薬剤師のリストでは、患者の様子が全くわからない」ということで、最終的には薬局を変更されてしまったということでした。

　今、在宅は必須と言われています。しかしプロブレムリストが書けなかっただけで、チームから外されてしまうという事例が実際にあるのです。現実にはまれなケースかもしれませんが、いざというときに「できない」というのは、大変恥ずかしいことなのではないでしょうか。本書をきっかけにして、ぜひしっかりと学んでいただきたいと思います。

プロブレムは患者さんの人生の中にある

　プロブレムについて大まかなところと、重要な注意点、留意点などについて述べてきました。この後、次のpartで実際の薬歴を添削して具体例をお見せしますが、もう少しだけ気を付けるべきところを話しておこうと思います。

▶ 処方の中ばかり探してはいけない！
　まず、処方の中、薬についてのみプロブレムを探そうとすると、なかなか見

つかりません。もちろん、処方の中に何か問題があった場合は、それに気付いて疑義照会をしなければなりません。それは当然のことです。ただ、原則処方医は、その患者さんに対して最善の処方をしているはずです。それでも人間ですから、間違いがあるかもしれません。あるいは医師の知らない情報を私たち薬剤師が知ることができたなら、その情報を医師に伝えたうえで、改めて最善の処方を判断してもらう必要があります。でも考えてみてください。処方せんがいつも間違いばかりなら、それはそれで困ってしまいます。実際には処方の中に問題があるケースはそうたくさんはないと言えるのではないでしょうか。つまり、==プロブレムを処方の中からだけ探していたのでは、めったに見つからない==ということです。

　それではどうするのか。その答えが「==プロブレムは患者さんの人生の中にあり==」という言葉です。既に述べたように、外来患者の薬物治療は、日常生活の中で行われます。つまり患者さんの人生の一部として薬物治療が組み込まれているのです。その結果、薬物治療がうまくいかなかったり、不安な気持ちになったりする原因は、多くの場合、患者さんの人生そのものから発せられているのです。少なくともプロブレムに着目するためには、患者さんの人生に目を向けなければ、見つけることができません。

　さて、人生とひと言で言っても、あまりに漠然としすぎて捉えどころがないかもしれませんので、もう少し具体的な着眼点を挙げてみましょう。それは、「日常生活」、「人間関係」、「薬識」そして「感情への着目」です。それでは一つ一つ述べていきたいと思います。

▶ 日常生活に着目

　何度も書いていますが、外来患者の薬物治療は日常生活の中で行われます。「薬が飲めていない」などの、プロブレムとして取り上げたほうがよい事柄の多くは、日常生活に由来した出来事です。したがって、==真っ先に着目すべきは患者さんの日常生活==です。たとえ表面的には、特に問題があるようには感じられ

ない患者さんであっても、まずは日常生活について聞いてみてください。

　具体的には、まずは生活サイクルを一通り聞いてみることが大切ですね。そしてどのような仕事をしていて、どのような毎日なのか、大まかでも結構ので、聞いてみましょう。仕事について聞くのは、あくまで勤務中にどのように過ごしているかを聞くためです。別に職業を知りたいわけではありませんので、そこは間違えないでください。「1日中座っているのかな」とか「外回りが多くて毎日結構歩いているのかな」とか、「ストレスが多いのかな」とか、想像力を働かせながら、どんな風に過ごしていらっしゃるのかを聞いてみましょう。

　そして大切なのは食事と睡眠です。朝、昼、晩の食事を、いつ、どこで、誰と、何を、どのくらい食べるのか。いつも何時頃に眠りにつくのか、規則正しい毎日なのか、布団に入ってからすぐに眠れるのか、など、聞ける範囲で聞いてみてください。

▶ 人間関係に着目

　次に意識してほしいのは人間関係です。特に、家族、会社の同僚など、接触時間が長い人、あるいは本人の気持ちや生活そのものに大きな影響を与えることがある人との関係に注意してください。

　人の行動は、他者の存在によって大きく影響を受けます。服薬行動も同様で、本人には服薬する意志も意欲もあったとしても、他者の存在で行動が制限されてしまうことがあります。例えば、病気で通院していることを会社では隠している場合、同僚と一緒に食事に出たときなど、周りの人の目を気にして薬を飲まないかもしれません。もちろん、トイレに立ってこっそり飲むこともできないわけではありませんが、そこは「**服薬行動への動機付け**」がどの程度強く心に刻まれているのかで、実際の行動は変わってくるでしょう。

あるいは、昔実際に出会った患者さんですが、通院していることが会社にバレないように、すべて自費で支払っている方がいました。大企業の部長さんか何かで、健康保険組合があるため、保険証を使うと病気のことがすべて会社に知られてしまうので、自費にしてほしいということでした。病気が出世の妨げになるということもあるのですね。これも広く捉えれば、人間関係に入ると思います。

　このように、人間関係も大きなヒントをくれるはずです。

▶ 薬識を意識せよ

　そして薬識です。薬識についてはこれまでも散々述べてきたことではありますが、どんな話題でも常に「この患者さんの薬識はどんなだろう？」と意識することを忘れないでください。

　また、前述の「人間関係」との関わりで大切なのは、身近な人の薬識が服薬行動に影響することもあると知ることです。本人の薬識だけを気にしていたのでは、足りないことがあります。これはぜひ覚えておいてほしいと思います。服薬行動に関わることで、家族や職場の同僚など身近な方からどのようなことを言われたのか、それらの言葉に影響を受けているかどうか（無意識で影響を受けていることもあります）を丁寧に聞いてみてほしいと思います。

　例えば不眠で困っている人が心療内科へ行って睡眠導入剤を処方してもらいました。それを会社の親しい同僚に話したところ「睡眠剤はできるだけ飲まないほうがよい」と何度も言われたとします。すると、できるだけ飲まないように我慢してしまう可能性があります。周りの人の薬識が本人の服薬行動に影響を与える典型的な事例でしょう。周りの人は、どちらかというと本人を心配して親切心で言ってくれていると思いますが、床に入ったときに薬を我慢してしまい、何時間も「眠れない」とつらい思いをするのは本人なのです。結局睡眠不足の解消がなかなかできないということで、かえって薬をなかなかやめられ

ないという結果にもつながってしまうかもしれません。

　薬識の影響はとっても大きいので、ぜひ細心の注意を払って聞き出してください。

▶ 感情への着目
　そして服薬ケアで一番大切な「感情への着目」も絶対に忘れないでください。例えば「薬を飲めていない」という事実のみに着目していると、プロブレムの中心を見誤る可能性があります。そのときには、「どんな気持ちなのか」を丁寧に聞いてみてください。もしかすると「薬を飲みたくない」と思っているのかもしれません。その場合はその理由がとても大切です。なぜ「飲みたくない」のか、これを丁寧に聞いてください。もしかするとどこかで理解不足があったり、間違った情報をもとに正しくない薬識が形成されているのかもしれません。患者さん自身は「朝はバタバタしちゃってどうしても飲めない」などと、表面的な「飲めない理由」しか言わないことも多いのですが、もし根本的な原因が「薬を飲みたくない」ことであるなら、その表面的な「薬を飲めない原因」への対処方法を一生懸命提案しても、すべて空振りとなります。なぜなら、その表面的な「飲めない理由」は、私たち医療者に向けての言い訳だからです。本当は「飲みたくない」のですから、「飲めない理由」ではなくて「飲みたくない理由」を聞かなければなりません。薬剤師として関与すべきなのは、その「飲みたくない」という理由をなんとか「飲みたい」に変えていただくことなのです。

　さて、このpartにおいて、薬歴とは何か、薬歴を速く書くために何が必要なのかなどについて、POSの考え方を中心に据えながら、「薬歴が信じられないほど速く書けるようになる」ための方法論を述べてまいりました。この考え方をしっかりと身に付けて、患者さんを前にしながら「Problem Oriented」に物を考える習慣をつければ、薬歴の記載は本当に「信じられないほど速く」なります。そして一番大切なことは、薬歴のことだけを考えていても薬歴を速く書

けるようにはならないということです。繰り返しますが薬歴とは薬剤師の医療記録です。記録すべき医療の中身がしっかりしていて、そしてそれを自分自身がきちんと把握していること。これが薬歴を速く書くために絶対必要なことであり、そのためにはPOSの考え方で服薬指導を組み立てることが必要であるということなのです。

　この考え方を身に付けることが、「薬歴が信じられないくらい速く書けるようになる」ための方法論なのですが、これだけではなかなか実践するのは難しいと思います。そこで、次のpartでは具体的な症例を挙げ、それに対して正しい考え方で取り組むとこうなるという事例を示したいと思います。薬歴の記載例も紹介しますが、あくまで大切なのは「どう書くのか」ではなくて「どう考え、どうするのか」のほうです。ぜひそこを学んでください。

part.4

実践薬歴添削
～様々な事例における薬歴記載例～

　本partでは、前partにて解説した考え方をもとにして実際に薬歴を書くとどのようになるのか、様々な症例をもとに具体的に解説していきたいと思います。できるだけ実践的にお役に立てるようにするために、これまで私に寄せられたたくさんの薬歴についての相談や、実際に私が指導してきた実例をもとに、皆さまの参考になるような事例を集めてみました。解説は、模範解答だけをただ示すのではなく、現実によくありそうな薬歴をお示しした後に、理想的な服薬指導の着目点と薬歴記載の実際を示す形にしてみました。応対した薬剤師と話ができる場合には、その患者さんのことを少し突っ込んでお聞きして、情報を追加しました。また実際にお聞きできないケースでは、私の経験からよくありそうなプロブレムを想定し、その場合に必要であろうO情報を仮定してみました。

毎回 Do で困っている例（1）

毎回 Do で薬歴にもなっていない、困っている症例です。
薬歴は、見本を何種類かコピー＆ペーストし続けています。

■ **患者背景**　84歳　男性

血圧は大体いつも120くらいです。本当にこの薬を飲み続ける必要があるのかどうかわかりません。主治医はどのように考えているのでしょうか。本人は「不安だから飲み続けていたほうが安心できる」とのことです。

■ **処方内容**　テルミサルタン錠（ミカルディス® 錠)20mg

　　　　　　　　　　　　　　1錠　分1　朝食後　30日分

■ **記載薬歴**　S／O)　Do　　BP:120

　　　　　　　A／P)　血圧の低下による眩暈などが現れることがあるので、使用中は高所作業、自転車の運転など危険を伴う作業をする際には十分注意してください。変調あったらすぐに先生にご相談ください。

　　　　　　　C)　残薬なし

解 説

1 患者さんの人生に着目しましょう

　何度も述べてきたことではありますが、同じ処方が長年続いているからといって、「何も聞くことはない。何も指導することはない」ということはあり得ません。それは処方しか見ていないからだと思います。そんなときはぜひ、「プロブレムは患者さんの人生の中にあり」という言葉を思い出してください。日常生活、人間関係、そして患者さんの気持ちにもっと着目しましょう。薬歴には書いてありませんが、実際には「不安だから飲み続けていたほうが安心できる」という言葉をいただいているわけですから、このあたりにプロブレムがありそうですね。また、「本当にこの薬を飲み続ける必要があるのかどうかわからない」と担当した薬剤師本人が思っているならば、それは立派なアセスメントであり、これはプロブレムになりますね。このアセスメントを中心にして、必要な情報を集めていきましょう。

2 SOAPで考える習慣をつけましょう

　SとOは患者側の情報、AとPは医療者側の情報ですので、S/O、A/Pのようにまとめて書きたくなる気持ちはわからなくないのですが、医療の本質であるプロブレムの中心はA（アセスメント）に表れますし、その根拠はO情報ですので、本来ならばそれぞれSとO、AとPがまとまってしまうことはあり得ません。これは患者さんを見るときにSOAPで考えていない証拠です。「SOAPは薬歴の書き方の決まりではなく、プロブレムに着目するときの考え方のガイドである」ということを忘れないようにしましょう。

3 Pの指導は本当に必要なのか。必要だと判断した根拠は？

　この薬歴に記載してある指導内容は、どうしてその指導が必要だと判断した

のでしょうか？ このような「ひも付き指導」は、患者さんが聞き飽きている「はずした服薬指導」の最たるものです。**もし「長年同じ薬を飲んでいる患者さんに対して、時たま注意喚起する必要がある」と判断したのならば、それをAに記載すべき**です。またそのアセスメントの根拠として、前回低血圧についての注意をしたのがいつなのか（つまり前回低血圧について触れてからどのくらい時間がたっているのか）を薬歴から調べてO情報に記載するべきでしょうし、**現状その注意喚起が必要だと判断せざるを得ない、患者さんの様子もO情報に必要**です。もし、指導することがなくて困って口にしただけなら、この指導は必要のない指導です。

4 では、どうすればよいのか？

　それではどうすればよかったのでしょうか。どのような指導をすべきだったのかも含めて、多少の仮定も交えて、与えられた状況設定の中でできるだけ理想的な服薬指導を行い、それを薬歴に記すとどうなるのか、添削例を示します。

i.　気付きリスト

　プロブレムを探すときには、自分の中で「あれっ？」と思った点を探してみましょう。これを「気付きポイント」と呼び、気付きポイントをリストアップしたものを「気付きリスト」と呼びます。**Problem Orientedに患者さんを見るにあたっては、プロブレムの種とも言うべき「気付きポイント」をいち早く見つけられるかどうかが、とても大切**なところです。「気付きリスト」は、症例検討会などで何人かで集まってやってもとても勉強になりますし、日々の業務の中で服薬指導をする前に、一人で頭の中でリストアップすることで、プロブレムを見つけやすくなります。

　それでは実際にやってみましょう。

- ・血圧は高くないのにまだ飲み続ける必要があるのだろうか？
- ・ドクターはどのように考えているのだろうか？
- ・本人は「不安だから飲み続けていたほうが安心できる」というが、それはなぜなのだろうか？
- ・低血圧によるふらつきなどはないのだろうか？
- ・血圧が高い以外に、心臓や血管などのリスク因子はあるのだろうか？
- ・そもそも降圧剤を飲み始めたのはどうしてなんだろう？

ii. プロブレムを見つける（中心となるアセスメントを見つける）

　さて、いくつか挙がった気付きポイントの中で、プロブレムとして今日取り上げたほうがよいと思われるものはどれでしょうか。このケースでは、「本当にこの薬を飲み続ける必要があるのかどうか」という点がプロブレムとして取り上げられそうです。もう一つ「本人は『不安だから飲み続けていたほうが安心できる』とのこと」というあたりも気になりますが、これはクラスタリングすると同じクラスターに入ると思われますので、Aは「本当にこの薬を飲み続ける必要があるのかどうか」を中心として、プロブレムを構成することとしましょう。

iii. アセスメントの証拠となる事実（O情報）を見つける

　アセスメントが決まったら、そのアセスメントの証拠となる事実を見つけましょう。これがO情報となります。このO情報は通常は患者さんのほうからお話ししてくれることはありません。まずアセスメントを想定したうえで、こちらから質問して情報を引き出す必要があります。

　ここでは、現状の血圧の確認、降圧剤を飲み始めた経緯、服薬状況、低血糖がないこと、そして一番大事な「不安だから飲み続けていたほうが安心できる」という言葉をO情報として取り上げてみました。これくらいの情報は患者さんから聞き出していただきたいと思います。

iv．S、O、A、Pのバランスを見る

SOAPの基本骨格は、

O→A→P

の流れです。これがしっかりとつじつまが合うように構成されている必要があります。そしてこのプロブレムの着目するきっかけとなった患者さんの言葉を選び、Sに置くと、SOAPのバランスがよくなります。大切なのは、Aをしっかりと見極めることと、そのAが成り立つために必要な情報（O情報）を過不足なく集めることです。

そして実際に書いてみたのが次のSOAPとなります。

薬歴添削例

血圧が低めだが降圧剤の服用について医師の判断を仰ぎたい。

S）「血圧は落ち着いています。先生は特に何も言わないですね」。

O）BP：95／65　8年前より服用開始。きっちり飲んでいる。飲み忘れはほとんどない。現在特に低血圧の自覚症状はない。本人曰く「不安だから飲み続けていたほうが安心できる」とのこと。

A）本人は望んでいるようだが、本当にこの薬は必要なのだろうか。血圧が下がりすぎていることはないのだろうか。医師の判断を仰ぎたい。

P）少し血圧が低いようですが、今度先生に「このお薬は飲み続けたほうがよいのかどうか」聞いてみてください。

Pnext）　次回先生のお話はどうだったか確認してみてください。

毎回 Do で困っている例（２）

次の症例も毎回 Do 処方で、何を書けばよいか困っているという
例です。患者さんと結構お話はするのですが、それをどうやって
薬歴に書けばよいのか、さっぱりわからないとのことでした。

■ **患者背景**

76歳　男性　身長165cm　体重81kg　BMI29.8

10年前よりシンバスタチンを飲み始め、当初高かったコレス
テロール値もここ５〜６年は落ち着いている。ロサルタンカリ
ウムは４年ほど前から服用。血圧コントロールも良好。アドヒ
アランスもよく、指導することがこれといって見当たらない。
この患者さんは、以前コレステロールの薬は夕方飲んだほうが
よいという話をしたことを覚えていて、「なんで夕方飲んだほ
うがよいの？」と質問されたので、いろいろ説明しました。こ
んな場合 P に何を書けばよいのかわかりません。「継続服用」
くらいしか思いつかないのですが……。

■ **処方内容**

ロサルタンカリウム錠（ニューロタン® 錠）25mg

1錠　分1　朝食後　28日分

シンバスタチン錠（リポバス® 錠）5mg

1錠　分1　夕食後　28日分

■ **記載薬歴**

S）ちゃんと飲んでますよ。不安なことはありません。

O）体調良好。来月検査すると言われた。

A）コレステロールの薬は夕方飲んだほうが効き目がよい。

P）今まで通り継続を。

解 説

1 何をどう書けばよいのかわかっていない？

i. Pはそのときの指導内容を具体的に記載する

　この薬剤師さんも、POSの基本的なことがわかっていないまま、見よう見まねで薬歴を書いてきた方のようです。Pは、SとOから「こんな指導が必要だ」（これがA）と考えたプラン（指導計画）です。つまり、S、O、A、Pが同じテーマのもと、関連がなければいけません。このSOAPはバラバラですね。

　そしてPは、Aと考えたときに思いついた指導計画であり、その直後に実際に指導をするわけですから、記録するときには既に指導した後になります。したがって、記録という観点でいうならば、**Pは「指導した内容」、「そのときやったこと（言ったこと）」を記載する**ことになります。しかし、もとの記録では、その指導内容が何も書いてないですね。これでは医療記録とは言えません。もちろん個別指導でも不備を指摘されるでしょう。

ii. まずはプロブレムを意識するところから

　薬歴を書くときになって「何をどう書けばよいのか？」と悩んでいたのでは遅いのです。患者さんを目の前にした段階でSOAPで考え、プロブレムを構成していくことが大切です。つまり、まずこの方がやるべきことは「プロブレムを意識すること」です。プロブレムを意識することで、「何を書けばよいのかわからない」という現状から脱却することができます。

iii. 服薬指導は自分で組み立てよう！

　服薬指導は自分で組み立てるものです。患者さんとお話ししながら、素早くプロブレムを想定し、その根拠となるO情報を集め、指導すべきことを決定します。何も考えずにただ患者さんの前に立って、患者さんとお話しするだけでは、単なる雑談になってしまいます。雑談は患者情報の宝庫ともいえるので、うまく雑談を利用して情報収集するのならばよいのですが、**単なる雑談は医療**

行為とは言えません。「服薬指導は自分で組み立てる」これをまず強烈に意識していただきたいと思います。

2 どうすればよいのか？

i. 気付きリスト

それでは、これから患者さんと話す気持ちになって、気付きリストをやってみましょう。

（気付きリスト）
・コレステロールの値はここ数年落ち着いているが、患者さんはどのように思っているのだろう。服薬意欲が低下していないだろうか。
・血圧に関しても同様に服薬意欲の確認が必要。
・医師からはどんな話があるのだろう。
・朝食後と夕食後に服用時点が分かれているが、不都合はないだろうか。不都合があるならば、服用時点をそろえる提案もできるかもしれない。

ii. プロブレム（アセスメント）

患者さんのほうから「なぜコレステロールの薬は夕方飲んだほうがいいの？」と質問があったということですから、患者さん自身がお薬の作用について興味を持っているということがうかがわれます。ということは、薬の作用についてより詳しく説明するチャンスであると考えられます。長年同じ薬を飲んでいる患者さんの場合、このように質問があったときにはチャンスと考えて、そのときにいつもより少し詳しく薬理作用を説明するとよいと思います。このあたりがアセスメントになるでしょう。

iii. O情報

アセスメントが「詳しく薬理作用を説明するチャンス」だと思ったならば、その根拠となる「患者さんがお薬の作用について興味を持っている様子」というのがO情報になりますね。

iv. S、O、A、Pのバランスを見る

Sには患者さんからの質問である「なぜコレステロールの薬は夕方飲んだほうがいいの？」を置けば、Aとその根拠であるOがしっくり収まると思います。

薬歴添削例

#1　コレステロールの薬効に興味を持ったようなので、詳しく説明するよいチャンスだ。

S）「なぜコレステロールの薬は夕方飲んだほうがいいの？」。

O）患者さんがお薬の作用について興味を持っている様子。

A）より正しい薬識形成と医師の処方意図を理解してもらうため、詳しい薬理作用について説明するよいチャンスだ。

P）コレステロールは主に肝臓で作られますが、夜作られる量が多いため、ちょうどその頃お薬がよく効くように、夕食後に飲むといいといわれています。ただ、きちんと飲むことが大切ですので、もし朝と夕でどちらかを飲み忘れてしまうようなことがあれば、先生に相談して合わせることもできます。

S_2）いや、ちゃんと飲めてるから大丈夫。少しでも効くほうがいいからね。

●服薬状況は大変よい。飲み残しもない。コレステロール、血圧ともに、コントロールも良好。他科受診、他剤併用なし。

●「少し痩せなきゃ」と、食事や運動に関しても改善意欲あり。

　シンバスタチンの用法は、添付文書上「1日1回」であって、特に夕食後とは定められていません。実際にはいつ飲んでも効果は変わらないのですが、医師の処方が「夕食後」で出ている以上、安易に「いつ飲んでも効果に変わりはありません」と言う必要はありません。今回はあくまで医師の処方意図の説明というスタンスです。もし飲みにくい、飲み忘れてしまうのならば朝にそろえてもよいと思いますが、本人がこれでよいとおっしゃっているので、それ以上の言及は必要ないでしょう。

4

実践薬歴添削〜様々な事例における薬歴記載例〜

添削

3 情報不足でアセスメントできない例

次の症例は、圧倒的な情報不足で、薬剤師としては何も役に立てていない状態です。そもそも服薬ケアの基本姿勢である、患者さんへの関心があまりないのかもしれません。

■ **患者背景**　45歳　女性

20年近く前から、断続的に偏頭痛に悩まされています。ここ1年くらいは、2、3カ月に1回程度の受診間隔で来られます。

■ **処方内容**　リザトリプタン安息香酸塩錠（マクサルト® 錠）10mg

　　　　　　　　　　　　　　頓用　1回1錠　10回分

■ **記載薬歴**　S）しばらく発作はなかったけど、このところまたちょくちょくあるので。この薬効いているのでしょうか？　一度痛くなると、薬飲んでも5、6時間はつらいです。5、6時間たつと楽になるので一応効いているのかな。よく効いたときもあるのですが……。どうしても我慢できなかったら、3回目飲んでも大丈夫ですよね？

　　　　　　　P）飲んでもまだ痛いときは、2時間以上あけて、もう1錠お飲みください。1日に飲んでいいのは2錠までです。

解説

1 圧倒的な情報不足

　圧倒的に情報不足ですね。もう少し患者さんに関心を寄せましょう。これでは薬剤師として、何の役にも立てていないと言ってもよいのではないでしょうか。

　Ａが記載されていないことから、プロブレムの意識は全くないことがわかります。それでも、本人が「この薬効いているのでしょうか？」と疑問を口にしているのですから、何か答えてあげてほしいと思います。ただ、「効いたときもある」というひと言が気になりますね。このあたりに何かプロブレムの種が隠されていそうです。

2 どうすればよいのか？

i. 気付きリスト

　それでは早速、気付きリストをやってみましょう。私が気になったのは、以下の各点です。

（気付きリスト）

・「この薬効いているのでしょうか？」というのはどういうことだろう。特に「効いたときもある」と言っているのが気になる。

・どのタイミングで飲んでいるのだろうか？　うまく「頭痛発現時」に飲めているのだろうか？

・頭痛の前兆はあるのか？

・20年来の偏頭痛ということなので、以前は違う薬を飲んでいたと思われるが、以前の薬のように前兆時に飲んでしまっているということはないだろうか？

・「3回目飲んでも大丈夫ですよね？」という聞き方が気になるが、実際に3回目を飲んでいるのだろうか？

4

実践薬歴添削〜様々な事例における薬歴記載例〜

ii. プロブレム（アセスメント）を見つける

　気になることがたくさんありますが、前回の薬歴をよく読んでみたら、「頭痛の前兆で目がチカチカするのだが、そんなときに急いで薬を飲む」という記述がありました。だとするならば、もしかすると飲むタイミングが早いのかもしれませんね。

　もとの薬歴には書かれていませんでしたが、実は「頭痛が始まってから薬を飲んだときは、飲んで30分から1時間以内でだいぶ楽になった」そうなのです。1年ほど前からこの薬を処方されるようになったのですが、最初はそれで結構効いていたので、ここ1年はずっと同じ薬が処方されていました。ところが以前の薬が「前兆があったら飲む」という飲み方だったため、いつの間にか頭痛が始まってからではなく、目がチカチカし始めたら飲むようになっていたようなのです。だとすると、**今回のプロブレムは「飲むタイミングが早すぎるのではないか」**あたりでよさそうですね。

iii. O情報を見つける

　さて、「飲むタイミングが早すぎる」というプロブレムであるならば、そのアセスメントが成り立つために必要なO情報は、

> ・「頭痛の前兆で目がチカチカし始めたら早めに飲んでいる」
> ・この薬が処方されるようになった最初の頃は「痛みが出始めてから飲んで」いて、よく効いていた。

あたりでしょうか。この情報があれば、「飲むタイミングが早すぎる」というアセスメントは十分成り立ちますね。

　「O情報はこちらから質問して得る」ということは何度も申し上げていますが、もし、前回や前々回の薬歴に、ヒントとなる情報が書いてあった場合、それをそのまま情報として取り入れてはいけません。必ずそれを患者さん本人に確認してください。**本人に確認して初めてO情報として扱うことができます。**これを忘れないでください。

iv. S、O、A、Pのバランスを見る

　さて、このOとAに見合うPは、「頭痛が始まってから飲むようにしてください」で大丈夫でしょう。**多くの場合、大まかなプロブレムの方向性が決まれば、Pもほぼ決定します。**ただ、そのPを患者さんに納得してもらうために、言い方や説得の仕方に工夫が必要なときがあります。**人の行動は、本人が納得して行動変容しようと思わない限り、そう簡単には変わりません。**しかし今回のケースは、20年来飲んでいた薬のときの習慣で、新しい薬の飲むタイミングを勘違いしてしまっていたと思われますので、そのあたりを理解していただければ、飲むタイミングの修正は可能なのではないでしょうか。

　Sは、「この薬飲んでも効いているのでしょうか？　一度痛くなると、薬飲んでも5、6時間はつらいです。5、6時間たつと楽になるので一応効いているのかな」の言葉をそのまま用いれば、SOAPのバランスは取れそうです。

薬歴添削例

\# 薬を飲むタイミングが早すぎるのではないか。

S）「この薬効いているのでしょうか？ 一度痛くなると、薬飲んでも5、
 6時間はつらいです。5、6時間たつと楽になるので一応効いている
 のかな」。

O）頭痛の前兆で目がチカチカし始めたら早めに飲んでいるとのこと。こ
 の薬が処方されるようになった最初の頃は「痛みが出始めてから飲ん
 で」いて、よく効いていた。

A）薬を飲むタイミングが早すぎるのではないだろうか。もしかすると以
 前飲んでいた薬と勘違いして、「前兆があったときに飲む」と間違えて
 覚えているのかもしない。

P）このお薬は、痛みが始まった頃にお飲みください。飲むタイミングが
 早いと全く効果がありません。

Pnext） 次回うまく飲めたかどうか、効き目はどうだったか、聞いてく
 ださい。

● 「3回目飲んでも大丈夫ですよね？」という質問があったので、「飲んでも
 痛みがつらいときは2時間以上あけてもう1錠お飲みください。しかし飲
 めるのは1日2錠までです。それ以上飲むのはお止めください」と説明。

プラスアルファ

　今回、プロブレムを「服用のタイミング」に置いたため、「3回目飲んで
も大丈夫」という患者さんからの質問は、違うプロブレムになります。違
うプロブレムはSOAPの中に混ぜ込んではいけませんので、SOAPとは別
に箇条書きで記載しました。SOAPは「プロブレムごとに」考えていきま
すので、違うプロブレムの話題をSOAPの中に混ぜ込むことは絶対にして
はいけません。それをやってしまうと、違う話題が同じSOAPに混ざって
いるため、アセスメントを言葉に表すことがうまくできなくなります。

添削 **4** 初回服薬指導の記載例

初回服薬指導で、指導時にアセスメントが想定されていない場合は、SOAPで考えていないのですから、SOAPでは書きません。

■ 患者背景	52歳　男性　会社員
	風邪。昨日から市販薬を飲んでいたが、熱がさらに上がったので会社を休んで受診。普段血圧の薬(アムロジン錠5mg、ニューロタン錠50mg)を飲んでいる。お薬手帳は持参なし。
■ 処方内容	セフジトレン ピボキシル錠(メイアクトMS® 錠)100mg 　　　　　　　　3錠　分3　毎食後　3日分 レバミピド錠(ムコスタ® 錠)100mg 　　　　　　　　3錠　分3　毎食後　3日分 アセトアミノフェン錠(カロナール® 錠)200mg 　　　　　　　　3錠　分3　毎食後　3日分

(続く)

S) 昨日より市販薬服用。38℃の発熱あり。いつも飲んでい
る血圧の薬(アムロジン錠5mg、ニューロタン錠50mg各
1錠 分1朝食後)と一緒に飲んでも大丈夫ですか?

O) 抗生剤のアレルギーなし。つらそう。常用薬との併用問題
なし。お薬手帳持参なし。

A) 市販薬と解熱剤重複の可能性。

P) 市販薬休薬しこちらにするように。つらければおやつ程
度食べてお昼の分としてすぐ服用可、次まで4時間はあけ
るように説明。お薬手帳はいつも持ち歩くようにしてくだ
さい。ふらつきなどに注意してください。グレープフルー
ツジュースと一緒に飲まないように注意してください。

Pnext) 副作用なかったか次回確認。

解 説

1 クラスタリングがなされていないし、SOAPで考えていない

一応Aには「市販薬と解熱剤重複の可能性」と記載されていますが、これは無理やり置いたAなのでしょう。その根拠となるO情報もありませんし、対応するPも「市販薬休薬しこちらにするように」だけです。明らかにSOAPで考えてはいないと思われます。

2 初回服薬指導

そもそも既に述べた通り、初回服薬指導は、処方に基づいた一通りの説明が必ず必要です。それはアセスメントなしに述べられることがほとんどだと思いますので、そのときの患者さんとのお話の中で、特定のプロブレムが想定された場合を除き、SOAPで書く必要はありません。いや、むしろSOAPで書いてはおかしいということになります。

薬歴添削例

- 昨日より市販薬服用。今朝から38℃の発熱あり。今日から市販薬は飲まずにこちらを飲んでください。
- 「いつも飲んでいる血圧の薬（アムロジン錠5mg、ニューロタン錠50mg 各1錠 分1朝食後）と一緒に飲んで大丈夫ですか？」→大丈夫です。お薬手帳持参なし。お薬手帳は常に持ち歩いてください。
- つらければお昼の分として今すぐ服用可、次まで4時間はあけるように説明。何か軽く食べたほうが胃に優しいです。
- ふらつきなどに注意してください。グレープフルーツジュースと一緒に飲まないように注意してください。
- 抗生剤アレルギーなし。

Pnext)　副作用なかったか次回確認してください。

プラスアルファ

　このように書いたほうが、明らかに読みやすいと思いますが、いかがでしょうか？　SOAPで考える習慣ができてくると、S、O、A、P、と行頭マークがついているのに中身に違うことが書かれてあると、かえって頭が混乱し、読みにくい薬歴になってしまいます。それに、当初のAが無理やり置いたものであるならば、書く必要がありませんので省くことができます。指導として「今日から市販薬は飲まずにこちらを飲んでください」と実際に患者さんに言ったのならば、それは記録しておく必要がありますが、当然の注意であり、わざわざアセスメントを立てることはないでしょう。

　患者さんから質問されたことへの答えは、このように「　」を付けて質問を書き、矢印の先に答えを書けばそれで十分に伝わります。

　Pnextだけは、次回への申し送りの意味もありますので、Pnextと書きました。これはこのほうがわかりやすいでしょう。

問い合わせの記載例

問い合わせをした場合の記載方法は、状況によって異なります。
ここでは、アセスメントの結果疑義照会に至った例を示します。

■ **患者背景**　82歳　男性
痩せ型で筋肉量少ない。薬を取りに来た娘さんからの話より、
ファモチジンによる中枢神経症状の疑いを認め、問い合わせ
により減量。

■ **処方内容**　グリコピロニウム臭化物／インダカテロールマレイン酸塩吸
入用カプセル（ウルティブロ® 吸入用カプセル）
　　　　　　　　　　　28C　1日1回1吸入
アンブロキソール塩酸塩製剤（ムコソルバン® L錠）45mg
　　　　　　　　　　　1錠　分1　夕食後
ファモチジン錠（ガスター® 錠）20mg
　　　　　　　　　　　1錠　分1　夕食後　28日分
サルブタモール硫酸塩エアゾール（サルタノールインヘラー）
100µg
　　　　　　　　　　　1瓶　発作時吸入　適宜

（続く）

#1　腎機能低下によるファモチジン高用量のための中枢神経症状の可能性

S）娘さん受け取り。妻に暴言を吐いたリイライラしたりしている。呼吸は苦しそう。

O）ガスター40mg/日処方。88歳。Scr0.71、体重50kg程度。COPDで筋力低下。

A）簡易式でCLcr≒50程度でも過大評価。照会により20mg/日に減量。

P）減量理由説明した。体調注意喚起した。

Pnext）　ガスター減量後の中枢神経症状消失したか？

解　説

1　問い合わせの記載パターン

　問い合わせがあった場合の記載は、状況によって異なります。似た名前の薬や処方漏れなどの単なるケアレスミスであって、薬学的に重要なプロブレムでない場合は、SOAPを構成する必要はありませんので、箇条書きで、ミスを見つけて問い合わせした旨を記載すれば十分です。

　患者さんとのやり取りの中から疑義を見出し問い合わせした場合は、そこにアセスメントがあるはずですので、「疑義照会する」ことがPとなるSOAPが一つ立ち上がります。疑義照会に至る過程で、薬剤師としての判断が重要な場合は、このパターンになります。

　そして返事によって、もう一つSOAPを立てたほうがよい場合と、Pの後にO$_2$を書くことで一つにまとめてしまう場合と最適なほうを選びます。医師からの返事を伝えればよいだけの場合は、O$_2$に医師からの答えを書いて、P$_2$にその後指導した内容を書いて、全体を一つのSOAPとするほうが、読むときにもわかりやすいと思います。医師からの返事を受け、新たに薬剤師として必要な指導がある場合（新たなアセスメントが成り立つ場合）には、それはプロブレムが違いますから、SOAPを2つ構成することになります。

2　パッと見ただけでは状況がわからない

　さて、もとのSOAPは、何度か読み直すと「きっとこういうことがあったのだろう」と推測はつくのでなんとか理解できるのですが、パッと見ただけでは状況がよくわかりません。もう少し書き方と表現に工夫が必要だと思います。

　また、最初処方せんはファモチジン錠40mgが処方されていて、問い合わせによって20mgに変更されたわけですが、処方欄には変更後のものしか載っていないことが多いと思います。パッと見ただけで処方変更されたということがわかるような工夫も欲しいですね。

3 どうすればよいのか？

i. 気付きリスト

プロブレムはハッキリしているのですが、一応気付きリストを書いてみましょう。

（気付きリスト）
・暴言を吐いたり、イライラしているのはいつからなのだろう？
・普段からそのような態度（性格）だったのだろうか？
・医師にそのことは話したのか？
・話したとするならば、医師はそれを聞いてどう判断したのだろう？
・医師はなんと言っていたのだろう？

ii. プロブレム（アセスメント）

この場合のプロブレムはもう明らかでしょう。ファモチジン錠の副作用による中枢神経症状を疑い、検査値を聞いてみたところ、筋肉量の低下から、見かけの値より腎機能の低下が予想されるという症例です。

iii. O情報

さて、ファモチジン錠の副作用を疑うプロブレムとして必要なO情報は、

・イライラしているが、もともとそういう性格なわけではなく、最近そんなときが多い。
・痩せて筋肉量が少ないため、Scrから換算する簡易式では誤差が多く、見かけより腎機能が低下している可能性がある。

の2点が必要でしょう。これを必ず患者さんもしくはそのご家族から聴取してください。このO情報をしっかりと聴取することが非常に大切になります。
なお、2点目の後半は、痩せて筋肉量が少ないことから考えられる状況であり、一見Aのように見えますが、このプロブレムの中心は「腎機能が思ったよ

リ低下していて、血中濃度が上がっている可能性があるため、ファモチジン錠の副作用による中枢神経作用が出ているのではないか」のほうにあるため、ここまではO情報として扱ったほうがバランスがよいと思います。

iv. S、O、A、Pのバランスを見る

Sは当初の「妻に暴言を吐いたりイライラしたりしている」の言葉でよさそうですね。「苦しそう」と「娘さん受け取り」は別のプロブレムですから、このSOAPに混ぜ込んではいけません。

薬歴添削例

【当初処方はガスター40mgだったが、問い合わせにより20mgに変更】

● 受け取りは娘さん。本人とは会っていない。

#1　腎機能低下によりファモチジンの血中濃度が高いことが疑われるための中枢神経症状の可能性。

S）妻に暴言を吐いたりいつもイライラしたりしています。苦しいからでしょうか。もともと穏やかな人なんですが……。

O）Scr0.71、体重50kg程度。簡易式でCLcr≒57程度だが、筋肉量は少ないと思われるので、実際のCLcrはもっと低いだろう。見かけより腎機能が低下していると考えられる。

A）腎機能が思ったより低下していて、血中濃度が上がっている可能性があるため、ファモチジンの副作用による中枢神経作用が出ているのではないか。

P）腎機能低下による副作用出現の可能性について疑義照会。

O₂）40mg→20mgに変更。最近イライラしていることは医師は知らなかった。

P₂）お父さまのイライラは、腎機能が下がっていることによりファモチジンの血中濃度が上がってしまい、副作用による中枢神経作用が出ている可能性があります。問い合わせをしたところ、医師の判断で薬用量が少なくなりました。これで暴言やイライラが収まれば心配ありません。次回診察でお父さまの様子を先生にお話しください。

Pnext）　ガスター減量後、中枢神経症状が消失したかどうか確認してください。

● 吸入はできているが、いつも苦しそうなのは変わらない。

6 本人になかなか会えない場合の薬歴記載例

次の例は、本人になかなか会えないケースです。薬歴そのものの話とは少し違いますが、実際にはよくあるのではないかと思います。

■**患者背景**　27歳　女性　無職
心療内科受診
併用薬（－）、副作用歴（－）、アレルギー（－）
本人は来ない。母親が来局。本人は車の中で待っているらしい。2週間前初めて処方され、今回が2回目。

■**処方内容**　フルボキサミンマレイン酸塩錠（デプロメール® 錠）25mg
2錠　分2　朝夕食後　14日分
スボレキサント錠（ベルソムラ® 錠）20mg
1錠　分1　就寝前　14日分

（続く）

4
実践薬歴添削〜様々な事例における薬歴記載例〜

S) 動悸と吐気がある。先生からは、副作用なら2週間くらいで治まることが多いからもう少し様子を見てと言われました。寝つきは悪いし、朝早く目が覚める。ベルソムラを飲んで余計にひどくなったような気もすると言っているが、(医師には話していない)そんなことありますか?

O) 母親来局。前回Do、併用薬なし(お薬手帳より)。3年前に仕事を辞めてから仕事はしていない。普段は部屋の中にこもりっきり。ずっとネットをやっているみたいです。2週間前に、やっと本人も受診してみる気になり心療内科を初めて受診。

A) コーヒーをよく飲む。夜もカフェインを摂っているとのこと。食事は朝:なし、昼・夜:母親が作った食事。時に近所のコンビニへ行って何か買って食べることも。そんなときは用意したご飯は食べない。たまには外に出るのもよいと思って、何も言わない。

P) ベルソムラのことをこちらから医師に連絡することを申し出るも、今回はこのまま様子を見てみるとのこと。動悸、吐気はデプロメールによる副作用の可能性が高い。まだ1週間なので経過観察の判断のよう。次回ベルソムラが効果ない場合や、かえって悪化する場合、必ず医師に相談してください。動悸と吐気についてはあと1週間くらいで治まってくるかもしれません。様子をみてください。午後14時以降はカフェインを控えてみてください。

解 説

1 SOAPとは何の関係もない記載

　情報量はそこそこ多いので、このお母さまは娘さんの病状を大変気にしていらっしゃることがよくわかります。このような親御さんの場合、本人とは会えなくても、ある程度きちんとした指導を組み立てることができるでしょう。ただし、プロブレムは全く想定されておらず、S、O、A、P、の行頭マークはありますが、内容はバラバラです。後述する「本人に聞いてほしいこと」（→p.141）を提示するにあたっても、どこに着目しているのかを明確にしないと、何を聞けばよいのか決めることができないと思います。

2 プロブレムを抽出する

i. クラスタリングしてみると
　お母さまのお話は、多岐にわたっていますが、クラスタリングしてみると、

①デプロメールを飲んでみて動悸や吐気があること。
②寝つきが悪く朝早く目が覚めるがベルソムラを飲んで余計にひどくなった気がすること。
③コーヒーをよく飲むためカフェインとSSRIの相互作用により、中枢神経刺激作用が出ている可能性がある。

の3点がプロブレム候補となるでしょうか。ただし、「寝つけない」という観点で言えば、②と③は同じプロブレムになる可能性があります。

ii. プロブレムはどうする？
　3つのプロブレム候補は、重要度で考えればどれも大切なことであり、どれかに絞るのはなかなか難しいかもしれません。ここでは②と③は一つのプロブ

レムとしてクラスタリングしました。その結果、2つのSOAPを構成してみました。

iii.　ハイリスク薬の薬歴記載

　この処方の場合、デプロメールがハイリスク薬にあたります。取り上げたプロブレムがハイリスク薬に対する服薬指導ではない場合、SOAPの後に、（ハイリスク）と明記し、

　　①患者さんの現状のモニタリング
　　　（副作用は出ていないか、薬は効いているか、など）
　　②必要な指導

の2点を必ず記載してください。もし、ハイリスク薬が2種類以上処方されている場合は、すべての薬に対して特別な指導が必要ですから、（ハイリスク）の後に、薬の名前を書いて、それぞれ指導内容を明記しましょう（→p.151、p.167）。

　この例の場合は、取り上げたプロブレムが、2つともデプロメールに関するものであるため、プロブレムネームを後に（ハイリスク）と書くことで、ハイリスク薬の服薬指導をしていることを明記しています。

【母親来局。本人とは会っていない】

\# 動悸、吐気はデプロメールによる副作用の可能性。まだ１週間なので経過観察（ハイリスク薬）。

S）動悸と吐気がある。

O）先生からは、副作用なら２週間くらいで治まることが多いからもう少し様子を見てと言われました。

A）動悸、吐気はデプロメールによる副作用の可能性が高い。まだ１週間なので経過観察と判断したのだろう。

P）動悸と吐気についてはあと１週間くらいで治まってくるかもしれません。治まってしまえば心配ありませんので、先生のおっしゃる通り様子を見てください。

Pnext）その後副作用は治まったかどうか確認してください。

（続く）

\#　眠れないのはカフェインとSSRIの相互作用の可能性あり（ハイリスク薬）。

S）　寝つきは悪いし、朝早く目が覚める。ベルソムラを飲んで余計にひどくなったような気もするといっているが、そんなことありますか？

O）　コーヒーをよく飲む。夜も飲んでいるとのこと。ベルソムラのことをこちらから医師に連絡することを申し出るも、今回はこのまま様子を見てみるとのこと。

A）　眠れないのはカフェインとSSRIの相互作用により、中枢神経刺激作用が出ている可能性がある。

P）　このお薬（デプロメール）とカフェインは飲み合わせがよくありません。中枢神経刺激作用が出て、それが原因で眠れないのかもしれません。14時以降はカフェインを控えてみてください。コーヒーがお好きならカフェインレスのコーヒーに変えたらいかがでしょうか？　ベルソムラを飲んで余計ひどくなったかどうかは、わかりません。もしベルソムラが効果がなかったり、かえって悪化する場合は、次回必ず医師に相談してください。

Pnext）　カフェインを控えたか、ベルソムラについて医師に相談したか、確認してください。

● 併用薬なし（お薬手帳より）。

● 2週間前に、やっと本人も受診してみる気になり心療内科を初めて受診。

● 3年前に仕事を辞めてから仕事はしていない。普段は部屋の中にこもりっきり。ずっとネットをやっているみたいです。

● 食事は朝：なし、昼、夜：母親が作った食事。時に近所のコンビニへ行って何か買って食べることも。そんなときは用意したご飯は食べない。たまには外に出るのもよいと思って、何も言わない。

プラスアルファ

　今回は母親からの情報量がそれなりにあったため、2つのプロブレムでSOAPを構成することができました。しかし、やはり本人に聞かないとわからないこともありますし、車で待っているのなら、ぜひ「お話を伺いたいので、ご本人さまもご一緒にいらしてください」と頼んでみましょう。本人が直接話したほうがよいとご理解いただければ、きっと今後は患者さん本人がいらしてくださると思います。

　しかし足の悪いお年寄りなど、本人が薬局窓口に来ることが難しいこともあります。その場合には、メモ用紙に「本人に聞いてきてほしいこと」をメモ書きして、次の来局時に聞いてきてもらうようにお願いしてみるのも、一つの手です。別紙だとなくしてしまうようなら、お薬手帳を活用してもよいでしょう。その場ですぐ薬歴が書けるなら、プロブレムがきちんと設定されている薬歴を印刷してお渡ししてもよいかもしれません。いずれにしろ、薬局はただお薬を受け取るだけのところではなく、薬物治療が安全で効果的に進むための医療施設であるということを理解していただくことが大切です。根気よくお伝えしてまいりましょう。

SOAPに複数のプロブレムの情報が混在している例（1）

次の例は複数の事柄を指導したケースです。クラスタリングをキチンとしましょう。

■患者背景	76歳　男性　年金暮らし

週に1回から2回程度、健康維持もかねて、シルバー人材センターの仕事（草刈りなど）をしている。家族性高脂血症でリピトール錠5mgのみ服用継続中。アドヒアランス良好。残薬なし。他剤併用もなく血液検査も1年に1回、4月と決めている。運動も週2回プールに行っている。

■処方内容

アトルバスタチンカルシウム錠（リピトール® 錠）5mg

1錠　分1　夕食後　28日分

■記載薬歴

S）忘れずに飲んでいます。プールも変わらず行っています。他に飲んでいる薬、サプリはないです。娘が、糖質制限食がよいと言っていたが、本当か？

O）前回Do、併用薬なし（お薬手帳より）。

A）服薬アドヒアランス良好。運動も継続中の旨確認。併用できない薬あり注意。

P）他科受診の際は必ずお薬手帳か薬を持参してください。糖質制限食のパンフレットお渡しした。お薬手帳はいつも持ち歩くようにしてください。

解 説

1 SOAPはプロブレムごとに

現在ほとんどの薬局で、複数のプロブレムを扱っても、薬歴は一つのSOAPに書いているのではないかと推測します。しかしこれは明らかな間違いであり、POSの本質的な意味を考えたらあり得ないことなのです。「**Problem Oriented**」とは「**プロブレムごとに**」**考えていくこと**ですので、複数のプロブレムを混在させたSOAPは、もはやSOAPとしての意味は全くありません。もちろん本書にて詳述した通り、POSの利点も全くありません。まずこの誤解を解いていかなければならないと考えます。

2 プロブレムが見当たらない

この薬歴も、SOAPになってはいますが、内容は混乱していますね。複数の話題が混在しています。その理由は、そもそもプロブレムが全く想定されていないからでしょう。

3 プロブレムを抽出し、クラスタリングしてみましょう

i. プロブレム

まず、プロブレムになりそうな話題は含まれていないでしょうか。私なら「娘が、糖質制限食がよいと言っていたが、本当か？」というこの言葉に着目します。せっかく患者さんのほうから食生活改善への意欲が見られたのですから、ぜひここを後押しして差し上げたいと思います。

ii. アセスメント

プロブレムをそのあたりに置くとするならば、アセスメントはどうなるでしょうか。「食生活改善への意欲が見られたので、ぜひ後押ししたい」でよいでしょう。

iii. O情報

まず、「前回Do」は必要もないし、意味もない情報ですので、これはいりません。**O情報とは想定したアセスメントの根拠となる情報**のことです。アセスメントに関係のないことをOに並べてはいけません。これも大変多く見受けられるので、気を付けましょう。ここでは、これまで薬をきちんと飲み、運動も続けていることを明記し、さらにコレステロール改善のために、食生活改善に興味を持った様子をO情報に書きましょう。

iv. P

Pには、O情報をもとに考えたこと（A）を、どのように患者さんにお話ししたのか、その話した内容を記載します。もとの薬歴には「糖質制限食のパンフレットお渡しした」しか関連する内容が記載されていませんが、これでは不足です。指導内容は簡潔でよいので、きちんと記録しましょう。

「他科受診の際は必ずお薬手帳か薬を持参してください」は、時たま確認のためにお話しする意味はありますが、プロブレムを食生活改善へ置くならば、関係のない話題ですから、今回は必要ありません。

● 服薬アドヒアランス良好。運動（プール）も継続中の旨確認。

● 併用薬、サプリなし（本人談およびお薬手帳より確認）→併用できない薬がある旨再度注意。本人「わかっている」と。

\# 食生活改善への意欲を後押ししたい。

S）「娘が糖質制限食がよいと言っていたが、本当か？」。

O）薬もきちんと飲み、プールにも通い、体も動かしている。よりコレステロールを改善するために、食生活の改善への意欲あり。

A）食生活改善への意欲が見られたので、ぜひ後押ししたい。

P）まずは、飲みすぎ食べ過ぎを防ぐことです。そして摂取カロリーを少なくすることで、コレステロールの合成も少なくなります。糖質を控えることで、摂取カロリーを抑えることができます。無理せず、できるところから、トライしてみてください。糖質制限食のパンフレットお渡しした。

Pnext）次回食生活に変化があったかどうか聞いてみてください。

プラスアルファ

抽出したプロブレムに関係ないことは、**SOAPの中に書き込んではいけません**。SOAPとは別に箇条書きで記載してください。今回は「糖質制限食」についてをプロブレムとして取り上げたので、それ以外の内容は箇条書きとなります。箇条書きの内容は、SOAPの前でも後でも、どちらでも構いません（→p.157）。

4

実践薬歴添削〜様々な事例における薬歴記載例〜

添削

8 SOAPに複数のプロブレムの情報が混在している例（2）

次の例は、複数の医療機関の処方せんを受け付けている患者さんです。今回はB内科医院の処方せんを持参しました。情報量は多いのですが、プロブレムが全く想定されていません。プロブレムを意識しましょう。

■**患者背景**	65歳　男性 Ａ総合病院　　胃癌（6カ月前から治療中） Ｂ内科医院　　糖尿病・高脂血症（15年前から治療中）
■**処方内容**	**Ａ総合病院より処方（薬歴より）** ドンペリドン錠（ナウゼリン® 錠）10mg 　　　　　　　　　3錠　分3　毎食前　30日分 **Ｂ内科医院処方** アログリプチン安息香酸塩錠（ネシーナ® 錠）25mg 　　　　　　　　　1錠　分1　朝食後　30日分 メトホルミン塩酸塩錠（メトグルコ® 錠）250mg 　　　　　　　　　2錠　分2　朝夕食後　30日分 アトルバスタチンカルシウム錠（リピトール® 錠）5mg 　　　　　　　　　1錠　分1　夕食後　30日分
■**記載薬歴**	S）糖尿の薬は今もしっかり飲んでいますよ。A病院の主治医から、「体力を落とさないためにも栄養は摂るように」と言われているが、血糖が上がってしまうのではと思って何を食べてよいかわからない。「食前」の薬は、今は気持ちが悪くて、食事が食べたくないので飲んでいないよ。

O) 現在、抗がん剤治療中。栄養は摂るようにとDr.からも指導されているようだが、血糖値が上がることを気にしてとれていない。また抗がん剤の副作用で食欲も落ちてあまり食べられていない。

A) 低血糖時の対応はわかっている。まだ低血糖にはなっていないとのことだが、低血糖の危険性あり。

P) 今の状況だと、血糖が上がるという心配は全くいりません。抗がん剤の影響でそんなに食べられないと思いますので、今は食べたいと思えるものをドンドン食べるようにしましょう！　もし食事がまともに摂れない状況が続くようなら、糖尿の薬を今まで通り飲むと血糖が下がり過ぎてしまう可能性があります。B内科医院のDr.に今の状態を話して薬を見直してもらうほうがよいと思います。ナウゼリンは、気持ち悪さを抑えてくれますので、食事にかかわらず飲んでください。

4
実践薬歴添削〜様々な事例における薬歴記載例〜

解　説

1　複数のプロブレムにあたる情報が混在している

　情報はそれなりに多いのですが、プロブレムは想定されていません。そして、複数のプロブレムにあたる違う内容の情報が混在しています。

　特にＡには「低血糖の危険性あり」と書いてあります。これは薬剤師として大切なプロブレムになると思われるのですが、いろいろな情報が混ざっているため、危険性がわかりにくくなってしまっています。こういうケースこそ、「プロブレムごとに」しっかりとクラスタリングできると、情報量が多くても見てわかりやすい記録になります。

2　プロブレムを抽出し、クラスタリングしてみましょう

i.　プロブレム

　記録全体からくる印象としては、メインのプロブレムは、「体力を落とさないためにも栄養は摂るようにと言われているが、血糖が上がってしまうのではと思って何を食べてよいかわからない」あたりでしょうか。

　もう一つ、「食事が摂れないのに糖尿の薬を飲んでいると低血糖の危険性がある」もプロブレムとしては大事でしょう。ただ、お薬がDPP-4阻害剤とメトホルミンなので、危険性はそれほど高くないのかもしれません。

　さらにもう一つ、「食前の薬を飲んでいない」というプロブレムもあります。これは「食事をしっかり摂る」というプロブレムに入れることもできると思いますが、別扱いでも構わないと思います。どちらにするかは、全体のバランスで考えましょう。

ii.　アセスメント

　クラスタリングは大体この３つ、もしくは２つのクラスターに収まると思いますが、アセスメントとしては、今何が一番大切かをわかっていただくことが重要だ

と思います。がんの治療にとっては、栄養を付けることのほうが、明らかに重要だと思われますが、血糖値を気にして食べられないとおっしゃっています。15年にわたって、血糖値を気にしてきたわけですから、無理もないとは思いますが、やはりここはがんの治療に注力していただきたいところだと思います。

iii. アセスメントをもとに、OとPをクラスタリング

患者さんの現状認識を表す情報としては「血糖が上がってしまうのではと思って何を食べてよいかわからない」という言葉がありますね。そして抗がん剤の影響で「食欲も落ちてあまり食べられていない」というのも、大切なO情報でしょう。これらをクラスタリングしてそれぞれのアセスメントに見合ったPを置き、SOAPを構成してみましょう。

薬歴添削例

がんの治療にとって今は栄養を付けることが何より大切。

S）A病院の主治医から、「体力を落とさないためにも栄養は摂るように」と言われているが、血糖が上がってしまうのではと思って何を食べてよいかわからない。「食前」の薬は、今は気持ちが悪くて、食事が食べたくないので飲んでいない。

O）現在、抗がん剤治療中。抗がん剤の副作用で食欲も落ちているためあまり食べられない。食事が食べられないので、ナウゼリンは飲んでいない。

A）がんの治療にとって今は栄養を付けることが何より大切なので、しっかり食べてほしい。

P）今は血糖値の心配よりも、しっかり食べることのほうが大切です。抗がん剤の影響でそんなに食べられないと思いますので、食べたいもの、食べられるものは何でも食べてしっかり体力をつけてください。ナウゼリンは、気持ち悪さを抑えてくれますので、食べられないときこそ飲んでください。

Pnext）その後どのくらい食べられたか食事状況をお聞きしてください。

食事がしっかり摂れない場合、低血糖の危険性あり。

S）糖尿の薬は今もしっかり飲んでいますよ。気持ちが悪くてあまり食事は食べられない。

O）低血糖時の対応はわかっている。まだ低血糖にはなっていないとのこと。

A）DPP-4阻害剤とメトホルミンなら危険性は少ないが、食事が摂れないときは低血糖の危険性もあるため医師の判断を仰いだほうがよい。

P）もし食事がまともに摂れない状況が続くようなら、糖尿の薬を今まで通り飲むと血糖が下がり過ぎてしまう可能性があります。B内科医院の先生に今の状態を話してどうすればよいか指示を仰いでください。

Pnext）　次回Ｂ内科医院の先生からどんなお話があったか確認してください。

（ハイリスク薬）

ネシーナ

・発疹などの皮膚症状は見られない。

・倦怠感や運動していないのに筋肉痛がするというようなことがあれば、すぐお知らせください。

メトグルコ

・嘔吐、悪心などの胃腸症状は見られない。

・尿量が少なくなったり、むくんだりするようなことがあれば、すぐにお知らせください。

プラスアルファ

　一つのSOAPの混ぜ込んであった情報を、クラスタリングして２つのSOAPに直してみました。この方がそれぞれの情報の関係がスッキリしており、読んだときにすっと頭に入ってくると思います。また、プロブレムネームがついていると、プロブレムネームだけ見れば、SOAPを全部読まなくても概要がわかりますので、後から薬歴をさかのぼって参照するとき、自分が探したい情報がどこにあるのか、全部読まなくても素早くわかるようになります。プロブレムネームをつけましょう。

SOAP に複数のプロブレムの情報が混在している例（３）

次の例は、情報量としてはそれなりにあるのですが、プロブレムは関係のない余計な情報がたくさん混ざっている例です。情報が多ければよいというわけではありません。

■**患者背景**	65歳男性　工務店経営 薬はできるだけ飲まない主義。 タバコ（－）、副作用歴（－）、アレルギー（－）、他科受診（－）、併用薬（－）
■**処方内容**	アムロジピンベシル酸塩錠（ノルバスク®錠）5mg 　　　　　　　　　　1錠　分1　朝食後　35日分
■**記載薬歴**	S）昨年の夏はしばらく血圧の薬を飲まなくても大丈夫だったけど、今年はいまいちだね。女房が血圧によいっていうお茶を「飲んでみろ」って買ってきたんだけどどうかな。ビール？　だいぶ我慢してるけどね。それでも仕事あがりにシュパッといきたいときはあるよね。たまたま飲まなかった晩に血圧測ったらあまり高くなかったんだけど、やっぱりお酒はよくないのかね。 O）併用薬なし。副作用歴なし。Do処方。BP上が150〜160くらい、下が80〜90くらい。

A) ビールの飲み過ぎに注意。我慢しているとはいうが、結果
　　的にはほぼ毎日飲んでいるらしい。昨年は夏前に血圧安
　　定していて、Dr.の許可をとり夏場は薬を飲んでいなかっ
　　た。冬前に上がりはじめ、再開した。薬嫌いだが、納得す
　　れば飲む。血圧はちゃんと測っていて、血圧手帳もきちん
　　とつけている。

P) ビールは1日1缶まで、1日おきに挑戦してみませんか？
　　血圧は、引き続き毎日測ってください。ほてり、めまいな
　　ど気を付けて。

解　説

1　Aには事実が列挙してあり、本来のアセスメントがない

　Aを読んでも、アセスメントはどこにも書いてありません。例えば「ビールの飲み過ぎに注意」という記載が、「ビールの飲みすぎに注意したほうがよい」とアセスメントしたつもりであるならば、その根拠となる事実、そのように考えた理由が、Oになければいけませんが、Oは関係のないことばかり並んでいます。それにそもそも「Do処方」は全く必要のない情報です。無駄な記載はやめましょう。

　ビールを現状どれくらい飲んでいるのかの情報すら「ほぼ毎日飲んでいるらしい」しか書いてありませんので、正確なことは聞き出せていないようです。もう少し丁寧に情報を取らないとダメですね。

2　プロブレムを抽出し、クラスタリングしてみましょう

i.　プロブレムを意識しよう

　ここに書かれていることから判断する限り、話題としてはお酒の話題だけが唯一のプロブレム候補ですね。ただ、プロブレムの意識が全くないため、アセスメントも書かれていないし、そのアセスメントに必要な情報も取られていない状態です。それも本人から「やっぱりお酒はよくないのかね」という言葉があったのですから、これはもうこのプロブレムで決まりでしょう。

ii.　アセスメント

　この場合のアセスメントは、せっかく本人が「やっぱりお酒はよくないのかね」と思っていることを生かして、例えば「お酒が血圧によくないことをしっかり理解してもらいたい」あたりでどうでしょう。

iii. アセスメントと関連する指導をPに置く

　プロブレムを「お酒」に置いた場合、「ほてり、めまいなど気を付けて」という指導は、アセスメントとは関係のない事柄ですね。それが必要な指導ならば、SOAP以外に箇条書きにしますが、もし、行き当たりばったりに思いついたから言っただけならば、必要のない指導と言えます。

薬歴添削例

お酒を飲んだ後血圧が高いことを実感したようなので、これを機にお酒が血圧によくないことをしっかり理解してもらいたい。

S) ビール？　だいぶ我慢しているけどね。それでも仕事あがりにシュパッといきたいときはあるよね。たまたま飲まなかった晩に血圧測ったらあまり高くなかったんだけど、やっぱりお酒はよくないのかね。

O) お酒を飲まない日に血圧が高くなかった経験から、お酒がよくないことを感じたようだ。我慢しているとはいうが、結果的にはほぼ毎日飲んでいるらしい。

A) お酒が血圧によくないことをしっかり理解してもらいたい。

P) お酒を飲むと血圧によくないことを身をもって体験されましたね。これを機に少しお酒を控えてみませんか？　例えばビールは1日1缶まで、1日おきにするとか。お風呂上がりに口が寂しかったら、ビールでなく炭酸水を飲んでみたらいかがですか？

Pnext)　お酒を減らすことができたかどうか確認してください。

● BP上が150〜160くらい、下が80〜90くらい（血圧手帳より）。
● 血圧はちゃんと測っていて、血圧手帳もきちんとつけている。
● 他科受診、他剤併用、副作用、なし。
● 女房が血圧によいっていうお茶を飲んでみろって買ってきたんだけどどうかな。

→ お茶を一緒に飲むのは構いません。日頃から血圧を意識することはよいことなので、ぜひ飲んでみてください。

　取り上げたプロブレムに関係のない情報は、箇条書きでSOAPとは別に記載しますが、順序としてはSOAPの前でも後でも、どちらでも構いません。大まかなイメージとしては、重要度の高い順に書くと、読むときにわかりやすいので、取り上げたプロブレムの重要度が高ければSOAPが先、それ以外の情報が後でよいと思います。例えば、今日の処方とは違う話題をプロブレムに取り上げた場合などは、箇条書きが先、SOAPが後となってもよいと思います。

プロブレムを見つけよう（1）

情報不足のうえ、プロブレムの意識がない薬歴から、プロブレム を探すヒントを見つけてみたいと思います。「プロブレムは患者さ んの人生の中にあり」という言葉を、常に意識してみてください。

■患者背景	52歳　女性
	アレルギー（スギ、ハウスダスト）　併用薬（－）　飲酒（－）　喫煙（－）

■処方内容

小青竜湯（ツムラ小青竜湯エキス顆粒）9g

分3　毎食前　28日分

ベポタスチンベシル酸塩錠（タリオン® 錠）10mg

2錠　分2　朝夕食後　28日分

L-カルボシステイン錠（ムコダイン® 錠）250mg

6錠　分3　毎食後　28日分

アデノシン三リン酸二ナトリウム水和物（アデホスコーワ顆 粒）10%

3g　分3　毎食後　28日分

メコバラミン錠（メチコバール® 錠）500μg

3錠　分3　毎食後　28日分

■記載薬歴

S）　通年の鼻炎。漢方時々飲み忘れると鼻がグズグズいって、 つらくなる。

O）　アデホスとメチコバールは必要時のみ服用で追加。

A）　飲み忘れによる症状悪化。服用継続が必要。

P）　アデホスとメチコバールは症状があったら服用を。漢方 は食前に飲み忘れたら食後の服用でも大丈夫です。

解 説

1 情報不足で患者さんの状態がわからない

　この薬歴では、患者さんがどんな状態なのか、全くわかりません。とりあえずここからわかることは、飲み忘れがあり、そのため症状が悪化しているということですね。ただ、それは鼻炎のことなのでしょうか、めまいのことなのでしょうか。Oには「アデホスとメチコバールは必要時のみ服用で追加」とありますから、めまいなのでしょうか。でも「必要時のみ服用」とありますから「飲み忘れによる症状悪化」ではなさそうですね。だとすると鼻炎のことだと思われますが、AとOが対応していませんので、この薬歴ではよくわかりません。

　Aに「服用継続が必要」とありますが、これはOによく見られる「Do処方」などと同じように、よく見られる常套句ですね。多くの場合あまり意味のない言葉のように見受けられます。何を書いてよいかわからず無理やりひねり出した言葉だということが、すぐにわかってしまいます。ぜひ、常にプロブレムを意識して、いつもしっかりしたアセスメントを書くように努力しましょう。

2 プロブレムを探そう！

i. 気付きリスト

　それでは、プロブレムを見つけるために、気付きリストをやってみましょう。

（気付きリスト）
・「通年の鼻炎」と書いてあるが、常につらいのであれば、薬を飲み忘れるということは少ないように思うが、それほどひどいわけではなく、薬を飲まないとひどいことになるということなのだろうか。
・つらくなるとわかっていて、なぜ飲み忘れるのだろう。
・めまいは「必要時に服用」ということだが、どのくらいの頻度でめまいがあるのだろうか。
・めまいが起きたとき、アデホスとメチコバールは効いているのだろうか？

ii. 感情への着目

　さて、「飲み忘れ」というキーワードがありますので、このあたりを掘り下げてみると何か聞き出せそうです。ここは**感情への着目**が大切ですね。

　実はこの患者さん、飲み忘れているのではなく、漢方薬のにおいが大変苦手で、飲むと鼻は楽になるのはわかっていながら、できるだけ飲まないようにしているとか。錠剤のほうは飲むと眠くなるので、やはりできるだけ飲まないようにしているということでした。

iii. プロブレムの中心はどこ？

　さて、以上の情報からプロブレムは立てられそうですが、プロブレムの中心はどのあたりに置けるでしょうか。タリオンで眠くなるということですので、小青竜湯を続けて飲むことで症状が楽になるのではないかと考えました。そこで、「漢方のにおいをカバーできれば小青竜湯を飲めるのではないか」と、「小青竜湯を定期的に服用すれば、タリオンはあまり必要ではなくなるのではないか」の2点をアセスメントとしました。

iv　O情報

　このアセスメントが成立するために必要なO情報は、「実は漢方もタリオンも飲まないように我慢していたようだ」という点と、その理由として「漢方はにおいが苦手」と「タリオンは眠くなる」でよいと思います。

\#　苦手な漢方薬のにおいをうまくカバーできれば飲めるのではないか。

S）漢方薬のにおいが苦手で、ギリギリまで飲むのを我慢します。タリオンは飲むと眠くなるので、本当につらいときで、仕事や運転がないときだけ飲んでいます。

O）「飲み忘れる」と本人は言っていたが、実は、漢方もタリオンも飲まないように我慢していたようだ。漢方はにおいが苦手。タリオンは眠くなるため。

A）漢方のにおいをカバーできれば小青竜湯を飲めるのではないか。小青竜湯を定期的に服用すれば、タリオンはあまり必要ではなくなるのではないか。

P）タリオンでは眠くなるということなので、小青竜湯を継続して服用すれば、鼻水はだいぶ楽になるのではないかと思います。漢方薬のにおいが苦手ということなので、オブラートに包んで飲んでみたらいかがですか？　小青竜湯を1日3回きちんと飲めば、もしかするとタリオンはそんなに飲まなくても大丈夫かもしれません。

S_2）ああ、そうね。そういう手があったわね。やってみるわ。ありがとう！

O_2）袋オブラート購入。

Pnext）次回うまく飲めたか聞いてみてください。ハウスダストもアレルゲンなので、お家のお掃除の状況や空気清浄機の準備などについても次回聞いてみてください。

●アデホスとメチコバールはめまいが出たときにしばらく続けて飲む。大体3日くらいで落ち着くことが多い。薬を飲んでサッと効くというわけではないけど、やっぱりあったほうが安心なので、なくなるともらいに行っていますとのこと。

プラスアルファ

　このケースの場合、プロブレムの中心を、「においをカバーすれば飲めるのではないか」に置きましたが、例えば「タリオンは眠くなるので危険だから、小青竜湯を継続して飲んでもらう」に中心を置くと、アセスメントが変わり、それに見合うO情報も変わります。どちらでSOAPを構成しても間違いではないので、その時その時で、ふさわしいプロブレムの立て方をしてみてください。ちなみに今回は、「オブラートで包めば飲める」という点に患者さんご自身が反応してくださったため、中心は「においをカバーすれば飲めるのではないか」のほうに置きました。

添削

11 プロブレムを見つけよう（2）

この患者さん、アドヒアランスは悪くないのですが、糖尿病に対する意識がもう一つのようです。どんなプロブレムが想定できるでしょうか。

■ **患者背景**	68歳　女性
	気さくで明るい方。　併用薬（−）　サプリメント（−）
■ **処方内容**	シルニジピン錠（アテレック® 錠）10mg
	1錠　分1　朝食後　28日分
	テネリグリプチン臭化水素酸塩水和物錠（テネリア® 錠）
	40mg
	1錠　分1　朝食後　28日分
	ピタバスタチンカルシウム錠（リバロ錠）2mg
	1錠　分1　朝食後　28日分

（続く）

4

実践薬歴添削〜様々な事例における薬歴記載例〜

S) 血圧、先生はよいねって言っていた。130くらいだったか
しら。下は80くらいだったと思う。毎日測っているよ。食
事も気を付けているし。

　ヘモグロビン？　聞いてない。なんか悪いみたいだね。「薬
増やそうか」と言われている。あと、1週間くらい入院し
ろって。いろいろ指導してくれるんだって。薬もそのとき
考えるって。

O) 血圧良好。今日は薬は増えなかった。

A) HbA1c確認できず血糖コントロールができているか不
明。

P) 血圧は調子よいようですが、家でも測ってそのときの血
圧も教えてください。ヘモグロビンの値は血糖のコント
ロールを知るものなので、自分でも確認するようにして
ください。ちょっと長く歩いてみるとか、階段を使ってみ
るとか、運動も大事です。

解　説

　プロブレムは想定されておらず、SOAP もバラバラです。ただ、重要な情報は含まれているようですので、少し整理してみましょう。

1　プロブレムを探そう！

i.　気付きリスト

　それでは、まず気付きリストです。

（気付きリスト）
- 血圧に対する意識はしっかりあり、コントロールも良好なのに、糖尿に対する意識が低いのではないか。
- 糖尿に対する意識が低いのはなぜなのだろう。
- 食事に気を付けているというのは、具体的にはどのように気を付けているのだろう。
- 運動について、触れてはいるが情報は何もない。どの程度体を動かせているのだろうか。

---

ii.　プロブレム候補

　プロブレム候補は何と言っても、血圧と糖尿の意識の違いでしょう。血圧のコントロールは良好であるにもかかわらず、どうして糖尿は数値すら覚えていないのか。このあたりに何かヒントがありそうですね。

iii.　感情へ着目して聞いてみると……

　それでは、感情への着目をして、患者さんの情報をもう少しもらってみましょうか。

　いろいろ聞いてみたところ、お父さまもお祖父さまも糖尿病だったそうで、特にお祖父さんは、最後は右足を切断してしまったので、糖尿病にはとても「怖い」というイメージがあったらしいのです。10年前に高血圧が指摘されたときは、先生の言う通り、食事も気を付け、運動もして、体重も10kg痩せた結果、

血圧の値はとてもよくなったのだが、だんだん血糖値が上がり、3年前から糖尿の薬が追加。それがすごく嫌で嫌でしょうがなかったため、あまり糖尿のことは考えないようにしていたということです。食事も運動も血圧のときに言われたことと、そんなに大きくは変わらないため、「ちゃんと気を付けているから大丈夫」と自分に言い聞かせていたのに、だんだん値が悪くなるのが嫌だったということです。でも、ゆっくりお話しできたので、「逃げている場合じゃないわよね」と前向きの言葉をいただけました。

薬歴添削例

糖尿病への恐怖心から病気と向き合うことを逃げている。

S) ヘモグロビン？　聞いてない。なんか悪いみたいだね。「薬増やそうか」と言われている。あと、1週間くらい入院しろって。いろいろ指導してくれるんだって。薬もそのとき考えるって。

O) HbA1cの値は覚えておらず教えてもらえなかったが、本人曰く「だんだん悪くなっている」とのこと。父も祖父も糖尿病で、糖尿には「怖い」という気持ちがあった。血圧はうまくコントロールできたのに、糖尿の値がどんどん悪くなっていくのが嫌で、できるだけ考えないようにしていた。

A) 糖尿病への恐怖心で病気と向き合うことから逃げている。

P) お父さまもお祖父さまも糖尿だったので、「怖い」と思われていたのですね。お気持ちお察しします。家族性の糖尿病だと思われますので、少し生活を注意したくらいでは、なかなか改善しないと思います。しっかりとお薬を飲んできちんと治療しましょう。お薬をきちんと飲んでコントロールがよくなれば、この生涯、合併症にならずに済みます。教育入院がよいチャンスですよ。血圧がコントロールできたのですから、きっと糖尿もコントロールできますよ。

S₂）「ありがとう！　逃げている場合じゃないわよね。入院でシッカリ
　　　教わってきて、もう一度糖尿に合わせた生活の見直しをしてみる
　　　わ。血圧でうまくいったんだから、できるわよね」。

Pnext）　入院予定を聞いてください。もし次回退院後ならば、どんな様
　　　子か聞いて励ましの言葉を！

● 血圧コントロールは良好。130/80くらい。先生もよいねと言っていた。
● 血圧は毎日測っている。食事も気を付けている。

（ハイリスク薬）

テネリア

・腹部膨満感、便秘、下痢などの胃腸症状なし。

・発疹や唇や口内のただれなどがあった場合は、すぐに医師の診察を受けて
　ください。

プラスアルファ

　プロブレムを糖尿に置きましたので、血圧関係は違うプロブレムですか
らSOAPの中には書き込めません。SOAPとは別に箇条書きにしました。

　このように、感情に着目して、一歩踏み込んでお話を伺ってみると、大
きなプロブレムを引き出せることが多いです。表面的なやり取りで終わら
ずに、ぜひ一歩踏み込んでみてください。

4

実践薬歴添削〜様々な事例における薬歴記載例〜

プロブレムを見つけよう（3）

次は花粉症の患者さんです。しっかりクラスタリングすることで、プロブレムが明確になることがわかると思います。

■ **患者背景**	35歳　男性 併用薬（－）　前回も28日分処方なのに20日ほどで来局。
■ **処方内容**	オロパタジン塩酸塩錠（アレロック® 錠）5mg 　　　　　　　　　　　2錠　分2　朝・寝る前　28日分 ベタメタゾン・d-クロルフェニラミンマレイン酸塩剤（セレスタミン® 配合錠） 　　　　　　　　　　　1錠　分1　寝る前　28日分 エピナスチン塩酸塩点眼液（アレジオン® 点眼液）0.05% 　　　　　　　　　　　1本　1日4回　点眼 フルチカゾンフランカルボン酸エステル液（アラミスト® 点鼻液）27.5μg56噴霧 　　　　　　　　　　　2本　1日1回　1回各2噴霧
■ **記載薬歴**	S) 飲み薬はまだ残っています。目薬がなくなってしまったので来ました。今年は、目のかゆみ、鼻水くしゃみ、ともにひどい。目がかゆくてたまらないんですけど、4回以上差してはダメですか？ O) セレスタミン追加。コンタクトレンズ使用あり。花粉症で今季2回目。 A) 症状悪化で薬が追加に。

| ■記載薬歴 | P) | この点眼薬はコンタクトレンズをつけたままで点眼できます。1日4回しっかりと点眼してください。点眼薬は、1カ月で余っていても捨ててください。また、容器の先が目につかないように気を付けてください。点鼻薬もしっかり続けてください。 |

解　説

　コンパクトな薬歴ですが、今季2回目であること、目のかゆみ、鼻水くしゃみともにつらくて、今日はセレスタミンが追加になったこと、コンタクトを使用していること、そして点眼薬を「4回以上差してはダメか？」と質問してきたことはわかりました。点眼薬への基本的な注意も一通りしていますが、なぜ2回目の今回この指導が必要だったのか、そのアセスメントは書かれておりません。質問でもされたのでしょうか。

　SOAPはそれらしく書いてありますが、プロブレムは想定されておらず、クラスタリングできていません。SOAPでは考えていないことは明らかです。

1　プロブレムを探そう！

i.　気付きリスト

　それでは気付きリストをやってみましょう。プロブレムのヒントがきっと見つかるはずです。

（気付きリスト）
- 目のかゆみや鼻水・くしゃみがかなりひどい状況でセレスタミンが追加になったが、1日1錠で本当に足りるのだろうか。もっと飲みたいのではないか。眠くなるため寝る前ということだとは思うが。
- 「4回以上差してはダメですか？」と質問があった旨が記録されているが、1日4回定期的に点眼しているだろうか。かゆいときに差す薬と間違えていないだろうか。
- 同様に点鼻薬はきちんと点鼻できているだろうか。
- 「飲み薬はまだ残っています」ということだが、やはり点眼、点鼻は規定回数以上使っているのではないだろうか。

ii． プロブレム候補は？

　プロブレム候補としては、やはり「４回以上つけてはダメですか？」という質問の背景だと思います。飲み薬がまだあるのに、目薬がなくなったというのも、おかしいですね。どうしてそういう質問をしたのか、どのような使い方をしたいのか、そのあたりが一番気になります。そうしてみると、情報量はそこそこあるのに、肝心なことはわからない薬歴であることがわかります。

　このように、プロブレムのヒントは気付きリストに挙げられた「あれっ？」と感じたことの中にあることが多いですので、ぜひ、いつも気付きリストを頭の中でやってみてください。何も考えないよりは、はるかにプロブレムを見つけることができる可能性は高いと思います。

iii． 気付きポイントの周辺をよく聞いてみると……

　それでは、気付きポイントをきっかけとして、その周辺の事実を確認してみましょう。

　まず、どんなときに目薬を差しているのか聞いてみたところ、「かゆいときに差す」ということでした。１日４回定期的に差すのではなく、「１日４回まで差せる」という意味だと思っていたということです。定期的に差していれば、多少はかゆみも穏やかになっていたのかもしれません。一度かゆくなってしまうと、その後差しても、かゆみがピタッと止まるわけではありません。ちゃんと数えてはいないけどひどいときはたぶん６〜７回は差しているだろうとのことでした。その話を医師にしたら、かゆみがひどいときのためにセレスタミンが出たそうです。ただ、最初３錠分３で処方しようとしたところ「仕事中に眠くなると困る」と話したら、寝る前の処方になったそうです。

　点鼻薬については、朝起きたときから鼻がグズグズいっていることが多いので、出勤前に使うそうですが、こちらも昼間鼻水やくしゃみが止まらなくなったら差しているということなので、多い日は４〜５回は使っているのではないかということでした。

　さて、よく聞いてみると問題山積みな感じですが、クラスタリングしてSOAPを構成してみましょう。

薬歴添削例

点鼻点眼を「症状があるとき使う」と勘違いしていたため、抗アレルギー作用が不十分であった可能性。

S） 飲み薬はまだ残っています。目薬がなくなってしまったので来ました。目がかゆくてたまらないんですけど、目薬4回以上差してはダメですか？

O） 目薬はかゆいとき差していた。多分6～7回は差している。点鼻も同様（目薬がなくなり1週間以上早く来局。点鼻はまだ少しある）。それを医師に話したらセレスタミンが出たが、「眠いと困る」と言ったら、分1寝る前で処方された。

A） 点眼薬を「かゆいとき差す」、点鼻薬を「鼻水やくしゃみがひどいとき使う」と勘違いしていたため効き目が十分出ていないのではないか。

P） この目薬は、かゆいとき差すのではなく、1日4回定期的に差すことで、だんだんかゆみが出にくくなります。点鼻薬も同様です。かゆみを止める作用もありますが、基本的には定期的に使ってアレルギー症状を起こしにくくするお薬です。くしゃみや鼻水がどうしてもつらいときにはセレスタミンを飲んでください。眠くはなりますが、よく効くと思います。薬が足りなくなったらまた受診を。セレスタミンが合うようなら、次の受診時にもう少し処方してもらうように先生に相談してください。また、かゆみを止める目薬もありますので、どうしても目がかゆいようなら、それも次回相談してみてください。

S$_2$） そうだったんですね。わかりました。勘違いしていました。

Pnext） お薬の使用状況再度確認してください。

● コンタクトつけたまま目薬差して大丈夫ですか？

→ この目薬は大丈夫です。

　クラスタリングしてみると、プロブレムとしては、「定期的に使う薬を、症状が出たときに使うと勘違いしていた」という点に集約できたようです。同じクラスターに入らないテーマは、コンタクトの話だけでした。

　今回の薬歴は少し長くなりました。分量は多いですが読んでみれば、患者さんとどんなやり取りがあったのか、よくわかる記録になっていると思います。時にコンパクトな記録で大丈夫なこともあるとは思いますが、必要なときには、このくらいの記録量になることもあると思ったほうがよいでしょう。

4

実践薬歴添削〜様々な事例における薬歴記載例〜

13 プロブレムを見つけよう（4）

患者さんに関心をもって、少し深く話を聞いてみると、プロブレムが見つけられると思うのですが……。

■患者背景	72歳　女性 併用薬（糖尿病薬2種、高血圧の薬1種　薬品名不明；本人談、お薬手帳提出なし） 喫煙（−）　飲酒（−）
■処方内容	ミルタザピン錠（リフレックス® 錠）15mg 　　　　　　　　　1錠　分1　寝る前　28日分 ゾルピデム酒石酸塩錠（マイスリー® 錠）5mg 　　　　　　　　　1錠　分1　寝る前　28日分 ロフラゼプ酸エチル錠（メイラックス® 錠）1mg 　　　　　　　　　1錠　分1　夕食後　28日分
■記載薬歴	S）飲んでいればイライラしないわね。夜も眠れていると思う。朝すっきり起きられるわけではないけど。 　　寝る前の薬はマイスリーだけにしてもいいかしら？ O）前回からマイスリーが追加に。継続処方。 A）飲み忘れなければ症状安定。低血糖症状はないとのこと。 P）まだ安定していないので、しばらくは寝る前の薬は2種類続けてみてください。 　　昼間の眠気に注意を。お酒と一緒には飲まないでください。 　　飲み合わせの悪いお薬もありますので、次回から必ずお薬手帳をご提出ください。

解　説

　情報はそこそこあるのですが、結局のところ掘り下げが不足しているので、患者さんの様子はよくわかりません。また、プロブレムの意識が全くないため、AとOの関係がめちゃくちゃです。きっと「継続処方」は必要のない無意味な情報でしょう。前回の薬歴が見られないので、確かなことは言えませんが、「前回からマイスリーが追加に」は本当に今回必要な情報なのでしょうか。だとしたら、AかPに何か大事な情報が抜けているのではないでしょうか。

　あと気になるのは「低血糖症状なし」という情報ですね。なぜこれが記載されているのでしょう。糖尿病の薬を併用しているというので、口にしただけなのでしょうか。いやはや、突っ込みどころはたくさんありそうですね。

1　プロブレムを探そう！

i.　気付きリスト

　それでは気付きリストをやってみましょう。

（気付きリスト）
・なぜマイスリーが増えたのか。眠れなかったのか。
・「寝る前の薬はマイスリーだけにしていいかな？」と質問があるが、なぜリフレックスは飲みたくないのだろうか。
・そもそも寝る前の薬は、今まで2剤とも飲んでいたのだろうか。それとも勝手にマイスリーだけにしていたのだろうか。
・「安定していない」とはどういうことだろう。何が安定していないのだろう。
・「飲んでいれば」とあるからには、飲み忘れることがあるということか。それならどれくらい飲んでいて、どれくらい飲まないときがあるのだろうか。
・「低血糖症状なし」というのはなぜだろう。なぜそれを聞いたのか。患者さんのほうから何か言ってきたのか。

ii.　プロブレム候補は？

　気付きポイントはどれも気になるのですが、プロブレム候補としては、大きくは2つあるような気がします。一つは、なぜ寝る前の薬をマイスリーだけにしたいのか。もう一つは、飲み忘れがあるのかどうか。飲み忘れるのはどの薬なのか、あたりですね。どの薬を「飲んでいればイライラしない」のか、しっかり確認したいところです。

　もとの薬歴では、「寝る前の薬はマイスリーだけにしてもいいかしら？」と聞かれて、「まだ安定していないので、しばらくは寝る前の薬は2種類続けてみてください」と答えているのですが、これはどういう根拠で答えたのでしょうね。やはりこのあたりはしっかりと掘り下げて、正しい情報を聞き出してほしいと思います。

iii.　そのあたりをよく聞いてみると……

　それでは、その周辺の事実を確認してみましょう。

　まず、前回先生に「イライラして眠れない」という話をしたら、マイスリーが追加処方されたそうです。で、そのマイスリーだけを飲んでみたら、よく眠れたそうなんですね。で、それ以来寝る前はマイスリーだけ飲んでいて、リフレックスはほぼ丸々余っているそうです。夜眠れると、昼間イライラすることも少なくなり、調子はだいぶよくなったとのことです。メイラックスは夕食後に飲んでいるということなので、実際に服用していた薬はメイラックスとマイスリーということになります。リフレックスを本当は飲んでいないことは、先生には話していないということです。

　実はリフレックスは飲むとなんだかドキドキしてしまい、それまでもあまり飲んでいなかったそうなのです。「飲んでいればイライラしない」という言葉があったので、メイラックスを飲み忘れたことがあるか聞いてみたら、それはないとのこと。飲み忘れるとイライラするという意味ではなくて、メイラックスを飲むようになってから、どうしようもない不安でイライラすることは、あまりなくなったという意味だったそうです。

iv. 事実関係をしっかりと把握して指導しましょう

　実際にどうだったのかを詳しく聞いてみると、当初想像していたプロブレムとは、全く違うプロブレムが浮かびあがってきましたね。言い換えると、きちんと事実を掘り下げて、しっかりと把握することをせず、表面的な情報のみで服薬指導をしてしまうと、患者さんの置かれた実際の状況とは全く関係ない、意味のない指導をすることになってしまいます。当然アセスメントは全く違ったものになってしまいますので、やはり事実関係はしっかりと把握して指導しないといけないことがよくわかります。

　それではこの情報をもとに、SOAP を組み立ててみましょう。クラスタリングしてみると、「実はリフレックスを全く飲んでいない」ということにほぼすべて収束しそうです。

薬歴添削例

\# リフレックスを全く飲んでいないことを医師に伝える必要がある。

S） 飲んでいればイライラしないわね。夜も眠れてると思う。寝る前の薬はマイスリーだけにしてもよいかしら？

O） 前回からマイスリーが処方され、飲むとよく眠れる。よく眠れると、昼間もイライラしない。リフレックスは最初飲んだときドキドキしてしまって気分が悪かったので、実は全く飲んでいない。メイラックスとマイスリーを飲んでいればイライラしないで気分がよい。

A） リフレックスを全く飲んでいないことを医師に伝える必要がある。

P） お話しくださって、ありがとうございます。メイラックスとマイスリーで、イライラもなく、気分よく過ごせるならば、それでよいと思います。ただ、先生にはリフレックスを飲んでいないことをお話しください。先生はリフレックスも飲んで今の状態だと考えていらっしゃいます。次回診察時に必ずお話しください。

Pnext） 次回先生に話せたか確認してみてください。

● リフレックス削除の疑義照会を提案するが、「今日はこの後用事があるので待てない、次回自分で話す」とのこと。それではお手紙でお伝えしておきますか？　と聞いたら、お願いしますとのこと。→医師へ文書にて情報提供。

● 飲み合わせの悪いお薬もありますので、次回から必ずお薬手帳をご提出ください。

● リフレックスを飲んでいないので、ハイリスク加算は取らなかった。

プラスアルファ

　添削後のSOAPは、もとのSOAPとずいぶんイメージが違っているのではないでしょうか。これはプロブレムを意識することさえできれば、誰でもできるようになります。強いて言うならば、自分自身が薬剤師として、目の前の患者さんを「理解する」ことが大切なのかもしれません。表面的な薄っぺらい情報ではなく、気付きポイントが見つかったら、その事実をしっかりと掘り下げてみましょう。

　SOAPでは、OはAの根拠となる事実、Aと考えた理由、Aの証拠、というあたりがほとんど理解されていないように感じます。このAとOの関係がしっくりこないと、SOAPのバランスはうまく取れません。結局はプロブレムの意識がなく、クラスタリングがきちんとできていないということなのですが、いろいろな切り口から、自分自身の服薬指導と薬歴を見直すきっかけとしてみてほしいと思います。

あとがき

　本書を手に取ってくださり、そして最後までお読みくださって、誠にありがとうございました。本書によって薬歴に対する思いが少しでも変わったのなら、そして薬歴に関するお悩みが少しでも解決できなら、大変嬉しく思います。

　現時点で、薬剤師は国民からどのように認識されているのでしょうか。残念ながら「医療者である」とあまねく認識されているとは言い難いのではないでしょうか。もちろん人によってずいぶん違うので一概には言えませんが、以前災害時に、薬剤師会を通して避難所への派遣協力を申し入れたところ、市役所の担当者から「薬剤師が来て何するんですか？」と言われたことがありました。まだまだ私たちは努力が必要のようです。

　しかし私は、薬歴、つまり薬剤師の医療記録に対して、薬剤師自身がもっと「大切なものである」という共通認識を持つことで、巡り巡って国民からの認識も変わってくるのではないかと考えています。やはり本書でさんざん語ったように、医療記録への意識が低いということは、医療者としての意識がまだまだであるということなのではないでしょうか。ただ、本書を手に取ってくださった皆さまは、薬歴への問題意識を持っている方であろうと推察いたしますので、それぞれの現場で、努力奮闘してくださっているのだろうと思います。そして日々の業務の中で出会う患者さんたちから、信頼されている最前線の薬剤師たちであろうと思うのです。そんな皆さまが、本書を機縁として、それぞれの持ち場でさらに大活躍してくださることを、心より祈念しております。

令和２年６月

岡村祐聡

著者プロフィール

岡村祐聡（おかむらまさとし）
服薬ケア研究所 所長
一般社団法人 服薬ケア医療学会理事長

［略歴］
昭和60年明治薬科大学薬学部薬剤学科を卒業。
臨床検査会社、調剤薬局を経て、平成11年6月服薬ケア研究所を設立。
薬剤師のケアの概念を再構築した、「服薬ケア」理論を提唱し続けている。「服薬ケアセミナー」などにおける薬剤師の実践教育や、「本物の薬剤師養成講座」など薬剤師のレベルアップのための指導、薬局における人材育成、質的向上を目指すコンサルティングなどで活躍中。
著書『SOAPパーフェクト・トレーニング』のPart 1 & 2は看護師の間でも大変好評。病院でのSOAP研修も行っている。

［所属など］
服薬ケア医療学会理事長、日本薬剤師会会員、つくば薬剤師会監事

［主な著書］
『患者応対技術と服薬ケアコミュニケーション』（診断と治療社）、『SOAPパーフェクト・トレーニングPart 2』（診断と治療社）、『SOAPパーフェクト・トレーニング』（診断と治療社）、『今度こそモノにする薬剤師のPOS』（エルゼビア・ジャパン）、『患者応対技術の実践法』（診断と治療社）他、多数。

［最近の連載］
医学アカデミー「ヤクゼミプラス」にて「実例から学ぶ プロブレムの見つけ方」、「エムスリーwebサイト」にて「薬歴ビフォーアフター 〜薬歴の悩み、解決します〜」を連載中。

薬歴ってどう書くの？　薬剤師のお悩み解決！
ホンモノの薬歴の書き方

2020年8月1日　　第1版　第1刷　©
2023年4月1日　　第1版　第3刷

著　　者	岡村祐聡　OKAMURA, Masatoshi
発行者	宇山閑文
発行所	株式会社金芳堂

〒606-8425 京都市左京区鹿ケ谷西寺ノ前町34番地
振替　01030-1-15605
電話　075-751-1111（代）
https://www.kinpodo-pub.co.jp/

組版・装丁	HON DESIGN
印刷・製本	モリモト印刷株式会社

落丁・乱丁本は直接小社へお送りください．お取替え致します．

Printed in Japan
ISBN978-4-7653-1836-5